U0823681

高级卫生专业技术资格考试用书
肿瘤内科学模拟试卷（六）

中国协和医科大学出版社

模拟试卷（六）

一、单选题（以下每道考题有5个备选答案，请选择1个最佳答案）

1. 下列不属于横纹肌肉瘤特征的是（　）。
   A. 多见于婴幼儿和青少年
   B. 恶性度较高，主要发生血道转移
   C. 常发生于有横纹肌的部位
   D. 切面呈鱼肉状
   E. 肿瘤由不同分化阶段的横纹肌母细胞构成

2. 下列不属于细胞凋亡范畴的是（　）。
   A. 开水引起的皮肤、黏膜烫伤
   B. 皮肤、黏膜上皮更新过程中衰老细胞的清除
   C. 针对自身抗原的T淋巴细胞的清除
   D. 人胚胎肢芽发育过程中指（趾）间组织的消除
   E. 子宫内膜在周期性的增生之后由于激素撤退而脱落

3. 肿瘤性增生与炎性增生的根本区别在于（　）。
   A. 失去分化成熟能力
   B. 细胞生长活跃
   C. 有肿块的形成
   D. 肿块生长缓慢
   E. 可见正常核分裂象

4. 下列关于TNM分期叙述正确的是（　）。
   A. TNM分期适合所有肿瘤
   B. TNM分期的N均包括N_0~N_3
   C. Mx是指转移病灶过多，难以计数
   D. Tx是指原发肿瘤巨大
   E. Nx是指对区域淋巴结的情况难以做出估计

5. 下列关于良性肿瘤的治疗不正确的是（　）。
   A. 将肿瘤连同包膜切除即可
   B. 必须做病理检查
   C. 宜早期手术
   D. 手术切除可以治愈
   E. 外露部位的良性肿瘤要注意美容

6. 关于肿瘤化疗的基本原则，下列叙述错误的是（　）。
   A. 接受化疗的患者必须经病理学或细胞学诊断为癌症
   B. 只要诊断为癌，就应立即化疗
   C. 化疗应由肿瘤内科训练合格的医师执行
   D. 化疗前要执行知情告知制度
   E. 现阶段的化疗多采用联合用药方案，采用“标准”方案

7. 环磷酰胺属于（　）。
   A. 抗代谢抗肿瘤药
   B. 氮芥烷化剂类
   C. 乙烯亚胺烷化剂类
   D. 磺酸酯烷化剂类
   E. 卤代多元醇烷化剂类

8. 鼻咽癌患者出现发作性突然晕厥的原因可能为（　）。
   A. 颈深上淋巴结转移
   B. 中后颈淋巴结转移

C. 上后颈淋巴结转移
D. 颌下淋巴结转移
E. 二腹肌下淋巴结转移

9. 头颈部恶性肿瘤总的治愈率为（　）。
A. 10%~20%
B. 20%~50%
C. 30%~60%
D. 40%~70%
E. 70%~100%

10. 下列恶性肿瘤可出现类癌综合征症状的是（　）。
A. 甲状腺乳头状癌
B. 甲状腺滤泡状癌
C. 甲状腺髓样癌
D. 甲状腺未分化癌
E. 小细胞肺癌

11. 中央型肺癌发生部位为（　）。
A. 主支气管开口以上
B. 叶支气管开口以上
C. 细支气管开口以上
D. 段支气管开口以上
E. 毛细支气管开口以上

12. 下列不需作为肺癌辅助检查的是（　）。
A. 胸部 X 线检查
B. 胸部 CT 检查
C. 支气管造影检查
D. 胸部 PET 检查
E. 胸部 MRI 检查

13. 中心型肺癌所致的反“S”征可见于（　）。
A. 右肺上叶中心型肺癌
B. 左肺上叶中心型肺癌
C. 左肺下叶中心型肺癌
D. 右肺中叶中心型肺癌
E. 右肺下叶中心型肺癌

14. 胃癌化疗的主药 FU 作用机制为（　）。
A. 作用于 DNA
B. 影响体内激素平衡
C. 抑制蛋白质合成
D. 作用于 DNA 合成前驱物
E. 阻碍有丝分裂

15. 下段食管癌出现右侧声带麻痹，首先考虑为（　）。
A. 隆突下淋巴结转移所致
B. 食管肿瘤局部外侵所致
C. 主动脉弓周围淋巴结转移肿大所致
D. 肺门淋巴结肿大所致
E. 锁骨头水平的右纵隔淋巴结转移肿大所致

16. 食管癌扩散方式中最重要的途径为（　）。
A. 食管内扩散
B. 直接扩散
C. 淋巴道转移
D. 血行转移
E. 播散转移

17. 下列不是胰腺癌影像学常见表现的是（　）。
A. 胰腺外形的变化
B. 胰腺内肿块
C. 伴发胰、胆管扩张
D. 门静脉瘤栓
E. 周围脏器受侵、淋巴结和远处转移

18. 乳腺癌内乳淋巴结转移率最高的是（　）。
A. 内象限，腋窝淋巴结阴性
B. 外象限，腋窝淋巴结阳性
C. 锁骨上淋巴结阳性

D. 外象限，腋窝淋巴结阴性

E. 内象限，腋窝淋巴结阳性

19. 乳腺癌中多中心病变和对侧发生率较高的病理类型是（ ）。

A. 髓样癌

B. 分泌性癌

C. 鳞癌

D. 小叶原位癌

E. 浸润性导管癌

20. 乳腺典型髓样癌的病理变化是（ ）。

A. 癌实质少，间质多

B. 癌实质和间质都很少

C. 癌实质多，间质少

D. 癌实质和间质都很多

E. 癌实质无变化，间质少

21. 宫颈癌放疗失败的患者盆腔内复发比例是（ ）。

A. 60%

B. 50%

C. 40%

D. 70%

E. 80%

22. 下列关于宫颈癌复发后的治疗，叙述错误的是（ ）。

A. 在诊断不能肯定前，不能轻率地再进行放疗，否则会造成不可恢复的放射损伤

B. 若患者既往只进行手术，未进行放疗后复发，则按首次放疗进行处理

C. 宫颈癌放疗失败后复发，距首次放疗 3 年以上者，可考虑全量照射可能

D. 宫颈癌放疗失败后复发，再行放疗者，需注意并发症风险增加

E. 宫颈癌复发后应考虑放疗为主，不宜考虑手术

23. 国外卵巢恶性生殖细胞肿瘤发病居首位的是（ ）。

A. 原发性绒癌

B. 无性细胞瘤

C. 黏液性癌

D. 浆液性癌

E. 内胚窦瘤

24. 高度怀疑睾丸恶性肿瘤，患者不宜进行的检查为（ ）。

A. MRI

B. AFP 和 hCG 测定

C. B 超

D. 睾丸穿刺活检

E. CT

25. 前列腺癌最常见的淋巴结转移是（ ）。

A. 闭孔淋巴结

B. 髂总动脉旁淋巴结

C. 髂外动脉旁淋巴结

D. 髂内动脉旁淋巴结

E. 主动脉旁淋巴结

26. 关于肾癌影像学诊断，下列叙述错误的是（ ）。

A. CT 对肾癌的确诊率不高，是目前诊断肾癌最可靠的影像学方法

B. IVU 可见肾盏肾盂出现不规则变形、狭窄、拉长、移位或充盈缺损

C. B 超常表现为不均质的中低回声实性肿块，体积小的肾癌有时表现为高回声

D. 肾错构瘤的脂肪成分表现为强回声，CT 扫描呈负值，容易鉴别

E. B 超、CT 不能确诊的肾癌可作肾动脉造影检查

27. 关于我国霍奇金淋巴瘤发病特点，叙述不正确的是（　）。
A. 发病年龄呈曲线双峰
B. 男性高于女性
C. 发病年龄曲线呈单峰
D. 发病率低于欧美国家
E. 随年龄增加发病率逐渐升高

28. 间变性大细胞性淋巴瘤的特点为（　）。
A. 特征性瘤细胞核呈马蹄形
B. 常发生于骨
C. 好发于中老年人
D. 来源于成熟 B 淋巴细胞
E. ALK 阳性者预后差于 ALK 阴性者

29. 下列符合霍奇金淋巴瘤特征的是（　）。
A. 发病部位广泛，可发生于淋巴结及结外淋巴组织
B. 瘤细胞往往片状浸润
C. 大部分来源于 B 淋巴细胞，小部分来源于 T 淋巴细胞
D. 特征性瘤细胞是 Reed-Sternberg 细胞
E. 患者多表现为全身浅表淋巴结同时肿大

30. 关于成骨细胞瘤的 MRI 影像，下列叙述错误的是（　）。
A. 肿瘤内的钙化、骨化部分在 T1WI 上为低到中等信号，T2WI 上为高信号
B. 可清楚显示骨质中断和局部软组织肿胀
C. 肿瘤内的骨化、钙化部分在各扫描序列上都呈低信号
D. 病灶周围骨髓和软组织内出现反应性充血水肿，表现为短 T1 短 T2 信号
E. 发生于脊椎的病变如果向椎管内扩展，可显示硬膜外肿块和脊髓受压

31. 下列关于骨软骨瘤的治疗，叙述错误的是（　）。
A. 肿瘤生长过快可切除
B. 均需手术切除
C. 肿瘤影响功能时可切除
D. 如肿瘤恶变应尽早手术切除
E. 肿瘤过大可切除

32. 关于骨肿瘤实验室检查，下列叙述错误的是（　）。
A. 广泛溶骨性的转移或骨破坏使血清钙升高
B. 成骨性骨肿瘤使血清碱性磷酸酶升高
C. 血清碱性磷酸酶正常，可排除恶性肿瘤
D. 前列腺癌播散使血清酸性磷酸酶升高
E. 骨髓瘤时，尿中 Bence-Jones 蛋白升高

33. 下列不属于尤文肉瘤特征的是（　）。
A. 肿瘤细胞普遍小，几乎看不到胞质
B. 是骨的原发性肿瘤
C. 30 岁以后少见
D. 可形成骨样组织
E. 细胞来源不明

34. 晚期恶性黑色素瘤的化疗药物为（　）。
A. 吉西他滨
B. 达卡巴嗪
C. 紫杉醇
D. 多柔比星
E. 顺铂

35. 关于 Wilms 瘤，叙述错误的是（　）。
A. 是小儿常见的腹膜后良性肿瘤
B. 首诊原因是腹部肿物
C. B 超是首选检查手段
D. CT 对肿瘤分期有参考价值
E. 治疗原则是手术为主的综合治疗

二、多选题（以下每道考题有5个备选答案，每题至少有2个正确答案）

1. 下列对于转移肿瘤细胞的叙述正确的是（　）。
   A. 经历上皮–间叶转变（EMT）
   B. 到达远处组织后即开始分裂增殖
   C. 具有抗失巢凋亡能力
   D. 对靶器官无选择性
   E. 具有较强的运动侵袭能力，可以突破基膜

2. 肿瘤标志物的类型包括（　）。
   A. 胚胎抗原类
   B. 蛋白类
   C. 激素类
   D. 酶和同工酶类
   E. 糖蛋白抗原类

3. 辅助化疗的目的是（　）。
   A. 防止局部复发
   B. 提高机体免疫功能
   C. 消灭亚临床型转移病灶
   D. 消灭临床已出现的转移灶
   E. 提高患者生存率

4. 关于鼻咽癌的原发病灶向周围发生浸润和压迫，下列叙述正确的是（　）。
   A. 向两侧扩散至茎突前、后间隙
   B. 向下伸延至口咽，甚至咽喉
   C. 向前突入鼻腔、筛窦
   D. 向上经颅中窝至海绵窦
   E. 向后侵犯第1、2颈椎

5. 中心型肺癌引起的改变包括（　）。
   A. 阻塞性肺气肿
   B. 肺门影增大
   C. 支气管播散灶
   D. 阻塞性肺炎
   E. 阻塞性肺不张

6. 下列关于肝癌CT平扫检查，叙述正确的是（　）。
   A. 大多数病灶为较低密度
   B. 脂肪肝或肝硬化时，肝实质与病灶间密度差缩小
   C. 可发生坏死、出血、钙化
   D. 肿瘤细胞分化越好，其密度与正常肝差异越大
   E. 脂肪肝特别明显时，病灶密度较高

7. 齿线以上直肠淋巴液首先回流至（　）。
   A. 坐骨直肠窝淋巴结
   B. 腹股沟淋巴结
   C. 腹主动脉周围淋巴结
   D. 髂内淋巴结
   E. 以上均错误

8. 下列符合胃肠道间质瘤CT表现的是（　）。
   A. 来源于胃肠道多为圆形的软组织密度肿物
   B. 可多发
   C. 部分肿物内可见气影或胃腔内造影剂影
   D. 均匀或不均匀强化
   E. 血经超过5.0cm的肿物内无低密度的坏死

9. 下列关于原发性肝癌MRI表现，叙述正确的是（　）。
   A. T1WI呈稍低信号，T2WI呈稍高信号
   B. 门脉流空信号消失
   C. 增强扫描边界更模糊
   D. 可伴腹水
   E. 出现混杂信号提示肿块内有出血、坏死

10. 肝癌核素显像的典型表现为（　）。
A. 肝显像为单发或多发的放射性缺损区
B. 肝血池显像呈“过度填充”
C. 肝血池显像与周围正常肝组织相近
D. 肝血流相有放射性充盈
E. 肝血流相有或无放射性充盈

11. 晚期胃癌化疗有效指的是（　）。
A. 症状显著改善
B. 无新发癌灶
C. 生存期延长
D. 体力状况提高
E. 肿块缩小 50% 以上，至少稳定 1 个月

12. 关于胰腺癌，叙述正确的是（　）。
A. 起源于腺管或腺泡细胞
B. 大多数肿块边界不清
C. 常形成乳头状息肉突入胆总管内
D. 胰腺癌较其他肿瘤转移早
E. 胰头癌以“围管浸润”方式侵犯胆总管

13. 乳腺癌的早期乳腺表现包括（　）。
A. 乳房局部隆起
B. 乳头溢液
C. 局部乳腺腺体增厚
D. 乳头糜烂
E. 局部皮肤内陷

14. 下列属于常见的三大类卵巢肿瘤的是（　）。
A. 卵巢性母细胞瘤
B. 卵巢转移瘤
C. 卵巢性索间质肿瘤
D. 卵巢生殖细胞瘤
E. 卵巢上皮性卵巢肿瘤

15. 患者，女性，40 岁。诊断宫颈原位癌，可选择的治疗为（　）。
A. 子宫全切 + 双附件切除
B. 治疗性锥切
C. 放射治疗
D. 子宫全切
E. 宫颈激光或微波治疗

16. 下列关于非精原细胞瘤叙述正确的是（　）。
A. 病程长，发展快
B. AFP 不增高
C. 症状明显
D. 常合并血液恶性肿瘤
E. 85% 有远处转移

17. 下列不宜对膀胱肿瘤患者施行的检查是（　）。
A. B 超引导下肿瘤穿刺活检
B. 尿细胞学检查
C. 静脉肾盂造影
D. 膀胱镜检查
E. 经直肠 B 超引导下肿瘤穿刺活检

18. 患者，男性，72 岁。排尿困难 8 年，一直接受前列腺增生治疗，近 2 周出现终末血尿。直肠指诊：前列腺有不规则质硬结节，高度怀疑为前列腺癌。下列对明确诊断无意义的是（　）。
A. 经腹超声引导下前列腺活检术
B. 经直肠前列腺超声检查
C. 经会阴前列腺穿刺活检
D. 膀胱检查
E. 血清前列腺特异性抗原检测

19. 患者颈部淋巴结肿大可考虑为（　）。
A. 恶性淋巴瘤
B. 淋巴结结核
C. 淋巴结转移癌

D. 嗜酸性肉芽肿

E. 淋巴结反应性增生

20. 下列关于恶性骨肿瘤的特点，叙述正确的是（ ）。

A. 生长快，疼痛剧烈

B. 原发性恶性骨肿瘤多见于中年人

C. CT 可诊断骨肿瘤，但不能显示骨瘤与肌肉、神经、血管的关系

D. X 线显示肿块边缘不清楚，骨质有破坏，骨膜反应显著

E. 肿块有压痛，皮温升高

三、案例分析题（每个案例至少有 3 个提问，每个提问有多个备选答案，其中正确答案有 1 个或几个）

（1~4 题共用题干）

患者，男性，60 岁。因口咽部不适 3 个月余，咽部疼痛，进食受阻，左颈部肿物 2 周入院，患者发病以来，无发热、盗汗、体重下降及皮肤瘙痒。查体：左上颈部肿物 6cm × 5cm 大小，质韧，固定，皮肤正常，左扁桃体Ⅲ度肿大，表面有溃疡，质韧。鼻咽检查未见明显异常，左扁桃体肿物活检病理报告为弥漫大 B 细胞淋巴瘤。鼻咽颈部、胸部、腹部增强 CT 报告：左扁桃体肿物，左颈淋巴结肿大，余未见异常。ECOG 1 分。

1. 若患者免疫组织化学检查结果为 CD10（+），Bcl-6（+），MUM-1（-），患者的基因分型为（ ）。

A. 非生发中心型

B. 生发中心型

C. 不能分类型

D. 预后相对较好的类型

E. 活化 B 细胞型

2. 该类患者发生 t（14；18），导致 Bcl-2（+）率为（ ）。

A. 10%~15%

B. 20%~30%

C. 40%~50%

D. 60%~80%

E. 50%~70%

3. 该患者临床分期为（ ）。

A. ⅣA 期

B. ⅣB 期

C. ⅢA 期

D. ⅡA 期

E. ⅢB 期

4. 患者生化检查：AST、ALT、GGT、ALP、BUN、Cr、LDH，血 WBC 及分类、PLT、Hb 都正常，其 IPI 评分为（ ）。

A. 1 分

B. 2 分

C. 3 分

D. 4 分

E. 0 分

（5~8 题共用题干）

患者，男性，55 岁。左侧脸颊部丘疹 5 年，皮损多次出血 3 月余。患者 5 年前无明显诱因出现左侧近鼻处脸颊部丘疹，直径约 0.5cm，不伴疼痛或瘙痒。曾自行外用皮炎平等药物，疗效不佳，此后未予诊治。3 个月前脸颊部皮损在抓挠后出血，可自行停止出血，但此后多次出现出血，经久不愈。

5. 该患者最可能的临床诊断是（ ）。

A. 皮肤癌

B. 带状疱疹

C. 黑色素瘤

D. 湿疹

E. 皮肤真菌感染

6. 该患者进一步应进行的辅助检查为（　）。

A. 听诊

B. 触诊

C. 视诊

D. PET

E. 活检

7. 患者采取活检病理检查，诊断为浸润型基底细胞癌，同时查体未发现区域淋巴结肿大，其余影像学检查也未发现转移迹象。该患者的治疗措施应为（　）。

A. 全身化疗

B. 外用氟尿嘧啶

C. 外用咪喹莫特

D. 液氮冷冻

E. 手术切除

8. 患者经显微外科手术切除，术后病理实物切缘干净，肿瘤的最大径为0.8cm，浸润深度为1.5mm，未累及周围神经。患者的临床分期为（　）。

A. 0期

B. Ⅰ期

C. ⅡA期

D. ⅡB期

E. Ⅳ期

（9~11题共用题干）

患者，女性，54岁。2年前因直肠癌手术治疗，近来发现粪便呈柏油样，数天禁肉食，3次便潜血试验（++++）。

9. 对此患者应考虑为（　）。

A. 凝血机制障碍，看血液专科门诊

B. 给予抗生素治疗，密切观察

C. 癌肿复发征兆

D. 胃十二指肠溃疡出血

E. 给予止血剂治疗，暂予观察

10. 为确诊和全面评估，需做的检查项目是（　）。

A. 肿瘤标志物检测

B. 结肠镜检查

C. 胸部CT

D. 骨ECT

E. 全腹CT

11. 如果患者首次手术的病理标本分期为$pT_3N_1M_0$，则该患者的首次治疗方案错误的是（　）。

A. 术后行同步放化疗

B. 术前放射治疗与根治性手术的时间要超过4周

C. 术前新辅助放射治疗

D. 根治性手术

E. 在术前新辅助放疗的基础上再行术后辅助性放疗，以达到更为彻底的治疗效果，防止复发

（12~17题共用题干）

患者，男性，61岁。体检发现AFP>500μg/L，肝、肾功能正常。有HBsAg阳性史6年。

12. 最可能的诊断是（　）。

A. 慢性乙型肝炎活动期

B. HBsAg携带者

C. 乙肝病毒感染者

D. 转移性肝癌

E. 原发性肝癌

13. 准确的定位诊断方法是（　）。

A. 肝动脉造影

B. 腹部平片

C. MRI或CT检查

D. 放射性核素扫描

E. 肝组织活检

14. 对确诊最有帮助的检查为（ ）。
A. 肝动脉造影
B. 肝组织活检
C. 腹部 X 线检查
D. 放射性核素肝脏扫描
E. MRI 或 CT 检查

15. 该患者的病理诊断为肝细胞癌，术后合理的治疗措施是（ ）。
A. 密切观察随访
B. 化疗
C. 分子靶向药物治疗
D. 中药治疗
E. 免疫治疗

16. 该患者在 3 年后再次出现右肝多发转移灶，目前推荐的治疗方案是（ ）。
A. 中药治疗
B. 化疗
C. 密切观察随访
D. 分子靶向药物治疗
E. 免疫治疗

17. 如果该患者的肝功能正常，但没有经济能力承担多吉美的治疗费用，根据推荐关于原发性肝癌全身系统化疗的最新 EACH 研究中，在该研究中得到阳性结果的治疗方案是（ ）。
A. L-OHP + Xeloda
B. 单药 ADM
C. GEM + ADM
D. Xeloda
E. FOLFOX-4

（18~22 题共用题干）

患者，女性，46 岁。于半年前出现排便次数增多，偶感腹胀，近日排便带血伴里急后重感。门诊肠镜示：距肛门 4~7cm 处见不规则肿块，表面溃烂，坏死组织多，病理示：直肠黏膜管状腺癌。盆腔 MRI：直肠下段可见占位，浸润全层。

18. 该患者还需要完善哪些检查（ ）。
A. 胸部 CT
B. 骨 ECT
C. 上腹部彩超
D. 头部 CT
E. 全腹部增强 CT

19. 如检查未见转移，则该患者最佳治疗方案是（ ）。
A. 直肠癌根治术
B. 新辅助放化疗同步 + 直肠癌根治术 + 辅助化疗
C. 新辅助放化疗同步 + 直肠癌根治术
D. 直肠癌根治术 + 术后辅助化放疗
E. 化疗 + 放疗

20. 术前同步放化疗后，复查盆腔 MRI 示直肠病灶显著缩小。手术治疗最佳时机是（ ）。
A. 放疗后立即手术
B. 放疗后 3~4 周
C. 放疗后 5~6 周
D. 放疗后 12 周
E. 放疗后 8~10 周

21. 如果该患者术前检查发现肝脏多发转移灶，可采取的治疗策略是（ ）。
A. 以全身治疗为主，根据病灶消退状况选择局部治疗（手术、射频消融或放疗）
B. 如肝转移灶评估为不可切除，则全身化疗
C. 不管肝转移灶大小和数目，只行全身化疗，不考虑手术
D. 可行直肠原发灶和肝转移灶同时性或异时性切除
E. 如肝转移灶评估为潜在可切除，则

行化疗

22. 目前用于直肠癌治疗的靶向药物有（　）。
 A. 西妥昔单抗
 B. 阿法替尼
 C. 伊马替尼
 D. 瑞戈非尼
 E. 贝伐珠单抗

（23~26 题共用题干）

患者，女性，68 岁。1 个月前开始出现上腹部隐痛不适，进食后明显，伴饱胀感，食欲逐渐下降，当地医院按“胃炎”进行治疗，稍好转。近半月自觉乏力，体重较 1 个月前下降 3kg，近日排便色黑，查 2 次便潜血（+），查血 Hb 95g/L。上消化道造影示：胃窦小弯侧似见约 2cm 大小龛影，位于胃轮廓内，周围黏膜僵硬粗糙。

23. 进一步检查为（　）。
 A. 上腹部增强 CT
 B. 胸部平片
 C. 血清 CEA、CA19-9 等
 D. PET-CT
 E. 电子胃镜 + 组织活检

24. 胃镜示胃窦可见直径 2cm 溃疡，边缘不规则，表面有少量出血。活检示胃低分化腺癌。还需完善的检查是（　）。
 A. 胸部平片
 B. 全腹部增强 CT
 C. 上腹部增强 CT
 D. 骨 SPECT
 E. 胸部 CT

25. 肺、肝脏、盆腔及骨未见肿瘤病灶，左侧锁骨上可扪及一个直径约 2cm 肿大淋巴结，质硬，压痛（-）。行淋巴结针吸细胞学穿刺找到癌细胞。该患者的治疗选择（　）。
 A. 单纯手术
 B. 单纯放疗
 C. 手术 + 放疗
 D. 单纯化疗
 E. 化疗 + 放疗

26. 活检标本行免疫组化检测：Her-2（+++），EGFR（+），VEGF（+），该患者分子靶向药物可选（　）。
 A. 曲妥珠单抗
 B. 雷莫芦单抗
 C. 阿帕替尼
 D. 西妥昔单抗
 E. 厄洛替尼

（27~30 题共用题干）

患者，女性，38 岁。发现右乳肿物 3 周。患者 3 周前无意间发现右乳外上象限肿物，直径约 1.2cm，质硬，局部皮肤无红肿及橘皮样改变，乳头无内陷及溢液，无胸痛、发热等不适。B 超检查示右乳外上象限肿物，大小约 1.3cm × 1.2cm，边界不清，内可见钙化，周边见声晕，见丰富血流信号，右腋下可见淋巴结，大小约 0.8cm × 0.7cm，见血流信号。腹部未见明显异常。经粗针穿刺活检提示浸润性导管癌 2 级，IHC：ER（-），PR（-），HER（+++），KI-6770%。外科行右乳保乳术 + 腋窝淋巴结清扫术，术后病理提示：乳腺浸润性导管癌 Ⅱ~Ⅲ 级，肿瘤大小 1.2cm × 1.1cm × 0.9cm，各切缘未见癌细胞，腋窝淋巴结未见转移癌（0/32），ER（-），PR（-），HER2（+++）。月经规律，末次月经是 1 月前，孕 2 产 1，自行哺乳。

27. 该患者的临床分期为（　）。
 A. Ⅳ期
 B. ⅡA 期
 C. ⅡB 期
 D. Ⅲ期

E. Ⅰ期

28. 该患者术后的治疗方案是（　）。
A. 化疗 + 靶向治疗
B. 化疗 + 内分泌治疗
D. 化疗 + 靶向治疗 + 放疗 + 内分泌治疗
C. 化疗 + 靶向治疗 + 内分泌治疗
E. 化疗 + 靶向治疗 + 放疗

29. 患者术后 5 年出现干咳，并逐渐加重，伴胸背部疼痛，于医院就诊提示双肺多发结节，大者 2.4cm × 3cm，伴肋骨、胸骨、胸椎、腰椎多处骨质破坏。结合病史考虑双肺多发转移、多发骨转移。腹部未见异常。患者一般情况可，血常规及肝肾功能正常。目前患者最佳治疗方案是（　）。
A. 单药化疗 + 二膦酸盐
B. 联合化疗 + 二膦酸盐
C. 联合化疗 + 曲妥珠单抗至疾病进展 + 二膦酸盐
D. 联合化疗 + 曲妥珠单抗 1 年
E. 单药化疗 + 曲妥珠单抗 1 年 + 双膦酸盐

30. 患者接受全身化疗，应用长春瑞滨 + 顺铂 + 曲妥珠单抗治疗 6 个周期，并使用唑来膦酸抗骨转移，化疗过程中出现Ⅲ度骨髓抑制、Ⅱ度胃肠道反应，行胸部 CT 复查提示：双肺多发结节，病灶大者 1.6cm × 1.8cm，肋骨见成骨样改变。腹部未见异常。患者目前治疗效果评价为（　）。
A. CR
B. SDA
C. MR
D. PR
E. SDB

（31～37 题共用题干）

患者，男性，68 岁。因相继发现颈部、腹股沟多发淋巴结增大就诊。查体：双颈部、锁骨上、腋窝及腹股沟多发、散在淋巴结肿大，无压痛，直径 0.5～2.0cm，胸腹盆腔增强 CT 显示腹膜后、髂血管旁多个淋巴结肿大，大者直径 1.5cm。颈部淋巴结活检病理报告为滤泡淋巴瘤Ⅱ级。

31. 若进行病变组织的免疫组织化学检查，正确的是（　）。
A. 周期素 D1（+）
B. （14；18）
C. CD20 + t
D. CD79a（+）
E. Bcl–2（+）

32. 该患者的临床分期为（　）。
A. ⅣA 期
B. ⅢA 期
C. ⅣB 期
D. ⅢB 期
E. ⅡA 期

33. 此类患者的 Bcl–2 阳性率可超过（　）。
A. 30%
B. 40%
C. 60%
D. 70%
E. 50%

34. 该患者诊断与分期明确后，恰当的措施是（　）。
A. FND 方案治疗
B. 说服患者及家属接受系统治疗
C. 密切观察与随访
D. 标准 CHOP 方案治疗

E. 尽早进行联合化疗

35. 该患者免疫组织化学 CD2（+）、Bcl-2（+），诊断与分期明确后，最佳治疗方案是（　）。
A. 利妥昔单抗联合单药烷化剂治疗
B. 单药烷化剂治疗
C. 标准 CHOP 方案治疗
D. 利妥昔单抗单药治疗
E. 告知患者及家属，可以密切观察病情与随访

36. 惰性滤泡淋巴瘤年轻患者在经过含利妥昔单抗及化疗缓解后，进一步治疗措施是（　）。
A. 原化疗方案继续维持治疗
B. 利妥昔单抗维持治疗
C. 利妥昔单抗加原化疗方案维持治疗
D. 换化疗方案维持治疗
E. 高剂量化疗加自体干细胞移植
F. 因无明显疗效，不必进一步治疗

37. 该类患者在经过含利妥昔单抗及化疗缓解后，采用利妥昔单抗维持治疗是为了（　）。
A. 改善无进展生存
B. 减少骨髓抑制
C. 改善总生存
D. 降低心脏毒性
E. 提高肿瘤缓解率，增加疾病控制率

（38~42 题共用题干）

患者，男性，34 岁。因双颈淋巴结肿大一个半月就诊。患者就诊一个半月前，无意中发现双颈淋巴结肿大，大者直径约 1.5cm 大小，质韧，活动，无压痛，无发热、盗汗及体重下降，其后颈部淋巴结快速增大、增多。行左颈淋巴结切取活检，病理诊断：前驱 T 淋巴母细胞淋巴瘤/白血病，免疫组化：TDT（末端脱氧核糖核酸转移酶）（+），CD10（+），CD34（+），CD117（+），CD3（+），CD20（-），CD5（+），Ki-67 约 70%。颈胸腹盆 CT 示：双颈、纵隔可见多发肿大淋巴结，相互融合，包绕颈部及纵隔大血管，其中前纵隔肿物约 12cm×8cm。骨髓细胞学检查无异常。乳酸脱氢酶 317U/L。

38. 前驱 T 细胞淋巴瘤最常见于（　）。
A. 颈淋巴结
B. 肱骨
C. 前纵隔/胸腺
D. 肝脏
E. 脾脏

39. 查体：患者头颈部、双上肢水肿，面部充血，颈静脉充盈及前胸壁血管怒张，导致上述体征最可能原因是（　）。
A. 左心功能不全
B. 上腔静脉压迫综合征
C. 右心功能不全
D. 静脉血栓
E. 低蛋白血症

40. 该患者当时的临床分期为（　）。
A. ⅠA 期
B. ⅠB 期
C. ⅢA 期
D. ⅡA 期
E. ⅡB 期

41. 诊断 T 淋巴母细胞淋巴瘤的两项主要免疫组化指标为（　）。
A. CD20（-）、CD3（+）
B. CD3（+）、Ki67（+）
C. CD3（+）、TDT（+）
D. CD117（+）、CD3（+）
E. CD10（+）、CD117（+）

42. 对该患者应采用的治疗方案是（　）。
A. CHOP 样方案化疗
B. 急性淋巴细胞白血病样方案化疗
C. CHOP 样方案化疗 + 放疗
D. 手术 + 化疗
E. 手术 + 放疗

(43 ~ 45 题共用题干)

患者，男性，60 岁。无意中发现左颌下一包块，约 2cm × 1.5cm 大小，无发热、盗汗、体重下降等表现，未予重视。包块逐渐长大至直径 3cm 大小，质韧、固定、无压痛，无其他伴随症状，行左颌下淋巴结切除活检术，病检示：滤泡淋巴瘤 1 级，免疫组化染色结果：CD21（FDC +），CD23（FDC +），CD20（+），CD79a（+），CD10（+），Bcl-6（+），Bcl-2（+），CD5（-），CyclinD1（-）CD3（-），Ki-67（多数结节 10%~30%，少数结节 50%）。患者全身检查仅显示左颌下肿大淋巴结，余全身淋巴结区域和器官无受累。患者诊断为：非霍奇金淋巴瘤滤泡性淋巴瘤 Ⅰ 级 Ann Arbor 分期：ⅠA 期，侵及左颌下淋巴结。

43. 滤泡淋巴瘤（FL）最具特征的免疫组化指标是（　）。
A. Bcl-2
B. CD79a
C. CD10
D. CD20
E. CD-5

44. 滤泡淋巴瘤（FL）预后不良因素为（　）。
A. 年龄 ≥ 60 岁
B. ESR 升高
C. Ann Arbor 分期：Ⅲ/Ⅳ期
D. 侵犯淋巴结 > 4 个
E. 血 LDH 高于正常值
F. Hb < 120g/L

45. 该患者 FLIPI 评分为 0 分。患者进一步应接受的根治性治疗是（　）。
A. CVP 方案根治性化疗
B. CHOP 方案根治性化疗
C. 累及野放疗 ± 化疗
D. R-CHOP 方案根治性化疗
E. 次全淋巴结照射

参考答案

一、单选题

1. C	2. A	3. A	4. E	5. A	6. B	7. B	8. A	9. D	10. C
11. D	12. C	13. A	14. E	15. E	16. C	17. D	18. E	19. D	20. C
21. A	22. E	23. B	24. D	25. E	26. A	27. A	28. A	29. D	30. D
31. B	32. C	33. D	34. B	35. A					

二、多选题

1. ACE	2. ABCDE	3. CE	4. ABCDE	5. ABDE
6. ABCE	7. CD	8. ABCD	9. ABE	10. ACD
11. BE	12. ABDE	13. BCDE	14. CDE	15. BD
16. ACDE	17. AE	18. AD	19. ABCDE	20. ADE

三、案例分析题

1. BD	2. B	3. D	4. E	5. A
6. BCE	7. E	8. B	9. C	10. ABCDE
11. BE	12. E	13. C	14. B	15. A
16. D	17. E	18. ABE	19. B	20. E
21. ABE	22. ADE	23. E	24. BDE	25. A
26. A	27. E	28. E	29. C	30. D
31. BCDE	32. B	33. F	34. C	35. ABDE
36. B	37. ACE	38. C	39. B	40. D
41. C	42. B	43. A	44. ACDEF	45. C

高级卫生专业技术资格考试用书
肿瘤内科学模拟试卷（一）

主　编　张春霞
编　者　(按姓氏笔画排序)
于　涛　王红微　齐丽娜
张　楠　张　彤

中国协和医科大学出版社

模拟试卷（一）

一、单选题（以下每道考题有5个备选答案，请选择1个最佳答案）

1. 根据“二次打击”学说可知，遗传性肿瘤的发生是因为（　）。
   A. 出生时两个等位基因已出现异常
   B. 出生时两个等位基因均表现正常
   C. 出生时一对同源染色体均发生了畸变
   D. 出生时两个等位基因都正常，后来在个体发育过程中两个等位基因逐渐出现异常改变
   E. 出生时一个等位基因已表现异常，后来在个体发育过程中另一个等位基因也发生了异常变化

2. 下列关于凋亡相关基因说法错误的是（　）。
   A. 野生型p53负责检查染色体DNA是否有损伤，一旦发现有缺陷且无法修复，则启动细胞凋亡机制
   B. 天然表达的Fas基因对细胞凋亡有促进作用
   C. bcl-2的高表达能阻抑多种凋亡诱导因素所引起的细胞凋亡
   D. 转染表达的Fas基因对细胞凋亡有抑制作用
   E. c-myc基因表达后，若没有足够的生长因子持续作用细胞就发生凋亡，反之就处于增殖状态

3. 下列关于小G蛋白说法不正确的是（　）。
   A. 多为原癌基因产物
   B. 具有GTP酶活性
   C. ras蛋白的突变在肿瘤发生中非常重要
   D. 具有结合GTP的能力
   E. ras超家族包括ras和rho两个家族

4. 下列属于肿瘤血行转移的可靠依据是（　）。
   A. 肺部见阴影
   B. 肿瘤细胞侵入动脉
   C. 肿瘤细胞栓塞于远隔器官
   D. 血液中发现了癌细胞
   E. 肿瘤细胞侵入静脉

5. 下列属于肿瘤发生的主要机制是（　）。
   A. 免疫自稳功能的障碍
   B. 免疫功能亢进
   C. 免疫防御功能的障碍
   D. 免疫调节功能障碍
   E. 免疫监视功能的障碍

6. 下列关于恶性肿瘤的治疗原则正确的是（　）。
   A. 要防止肿瘤的医源性播散
   B. 必须根据肿瘤的生物学特性选择合理的治疗方案
   C. 应尽快明确诊断
   D. 根据临床病理分期制订综合治疗方案
   E. 以上均不是

7. 基因治疗的效应基因选择是保证基因治疗有效性的基础，在以下基因治疗中不恰当的是（　）。
   A. 引入p53抑癌基因用于肿瘤的治疗

B. 引入FⅧ功能基因治疗血友病
C. 引入bcl-2基因治疗妇科恶性肿瘤
D. 引入胰岛素基因治疗糖尿病
E. 引入腺苷脱氨酶（ADA）基因治疗ADA缺陷导致的重症联合免疫缺陷综合征

8. WHO将抗癌药物的急性及亚急性毒性分为0、Ⅰ、Ⅱ、Ⅲ、Ⅳ度。它们的临床意义为（　）。
A. Ⅰ至Ⅲ度毒性反应均不严重，可继续用药
B. 发生Ⅱ度以上毒性反应立即停药
C. 应尽量避免或减少Ⅲ/Ⅳ度毒性反应
D. 只有Ⅳ度毒性需引起注意
E. 除0度外，所有毒性反应都是不能接受的

9.（　）是目前对鼻咽癌已成功用于临床的靶向治疗药物。
A. 曲妥珠单抗
B. 索拉非尼
C. 吉非替尼
D. EGFR单抗
E. 贝伐珠单抗

10. 下咽癌颈淋巴结转移好发部位位于（　）。
A. 颌下组
B. 锁骨上组
C. 颈深上组
D. 颈深下组
E. 颈深中或颈深中、上组

11. 鼻咽癌患者有舌下神经麻痹，表示肿瘤已侵至（　）。
A. 鼻腔
B. 茎突后间隙
C. 前颅凹
D. 咽后间隙
E. 口咽

12. 我国鼻咽癌最常见的病理类型是（　）。
A. 角化型鳞状细胞癌
B. 基底细胞样鳞状细胞癌
C. 腺样囊性癌
D. 腺癌
E. 非角化型癌

13. 下列关于诊断颈部淋巴结转移描述不正确的是（　）。
A. 气管食管间淋巴结转移不易触及
B. 颌下区淋巴结≥2cm，可疑为转移癌
C. 影像学检查可发现隐匿性转移淋巴结
D. 其他部位>1cm，可疑为转移
E. CT或B超发现气管食管沟淋巴结≥5mm，可疑为转移

14. 下列关于甲状腺肿物CT检查的描述，不正确的是（　）。
A. 不能确定肿瘤的范围
B. 不能鉴别肿瘤的良恶性
C. 可判断有无淋巴结转移
D. 增强扫描有助于病变检出
E. 确定肿瘤性与非肿瘤性病变非常困难

15. 肺癌的组织学类型包括（　）。
A. 瘢痕癌、燕麦细胞癌、小细胞癌
B. 未分化癌、低分化癌、高分化癌
C. 鳞癌、腺癌、燕麦细胞癌、未分化癌
D. 腺癌、鳞癌、大细胞癌、小细胞癌
E. 瘢痕癌、燕麦细胞癌、大细胞癌

16. 下列不属于NCCN指南推荐的晚期非小细胞肺癌一线化疗的药物是（　）。
A. 紫杉醇

B. 吉西他滨
C. 多西紫杉醇
D. 长春瑞滨
E. 培美曲塞

17. 下列大肠癌化疗的药物沿用至今且仍为最常用的药物是（　）。
A. MMC
B. CTX
C. PDD
D. 5–FU
E. L–OHP

18. 按照 UICC 食管癌国际分期标准，胸下段食管癌的区域淋巴结为（　）。
A. 纵隔淋巴结 + 贲门胃左淋巴结与腹腔动脉旁淋巴结
B. 纵隔淋巴结 + 腹腔动脉旁淋巴结
C. 纵隔淋巴结 + 锁骨上淋巴结 + 贲门胃左淋巴结
D. 纵隔淋巴结 + 贲门胃左淋巴结
E. 贲门胃左淋巴结 + 下纵隔淋巴结

19. 下列关于胃癌的描述错误的是（　）。
A. 贲门癌的临床表现和食管下段癌相似
B. 胃底贲门下区癌 X 线钡餐及纤维胃镜常易漏诊
C. 胃体癌的首发症状常为上消化道出血
D. 胃癌出现上消化道出血意味已属晚期
E. 胃窦小弯侧癌多为溃疡型癌

20. 乳腺癌常见的征象为（　）。
A. X 线片见伴有粗大钙化的分叶状结节
B. X 线片见伴有细砂粒样钙化的分叶状结节，结节有毛刺
C. 乳导管造影显示导管扩张，内有多发充盈缺损
D. X 线片显示圆形结节，未见钙化
E. X 线片显示火花样钙化，未见具体结节

21. 在乳腺癌的病理组织学分泌中，G 表示（　）。
A. 不分泌
B. 分化较好
C. 分化差
D. 分化好
E. 未分化

22. 下列关于宫颈癌的流行病学错误是（　）。
A. 宫颈癌是全球妇女仅次于乳腺癌的第二最常见的恶性肿瘤
B. 经济落后地区的发病率较高
C. 在我国其发病近年来有年轻化趋势
D. 人乳头状病毒感染不是宫颈癌发病的危险因素
E. 发病与多产有关

23. 下列属于卵巢癌 Ib 期的是（　）。
A. 肿瘤限于一侧卵巢，表面无肿瘤，包膜完整，腹水或腹膜腔冲洗液中不含恶性细胞
B. 肿瘤限于卵巢，卵巢表面有肿瘤，包膜破裂，腹水或腹膜腔冲洗液含恶性细胞
C. 单侧或双侧卵巢肿瘤，包膜破裂，腹水或腹膜腔冲洗液含恶性细胞
D. 单侧或双侧卵巢肿瘤，伴盆腔内扩散
E. 肿瘤限于两侧卵巢，表面无肿瘤，包膜完整，腹水或腹膜腔冲洗液中不含恶性细胞

24. 下列关于子宫内膜癌的病因错误的是（　）。
A. 与来自卵巢分泌的雌激素有关
B. 与外源性雌激素有关
C. 与肾上腺分泌的雄烯二酮有关
D. 与绝经年龄有关
E. 与多囊卵巢综合征有关

25. 最常用于诊断卵巢肿瘤的辅助手段是（　）。
A. CT 检查
B. 腹腔镜检
C. 腹部平片
D. B 型超声
E. 细胞学检查

26. 下列关于睾丸肿瘤标志物说法错误的是（　）。
A. LDH 升高可见于生殖细胞瘤
B. AFP 升高见于胚胎癌
C. PALP 升高可见于精原细胞瘤
D. β-hCG 升高见于绒癌
E. AFP 和 β-hCG 均升高见于精原性细胞瘤

27. 下列属于膀胱癌最常见的临床表现为（　）。
A. 排尿困难
B. 尿中有腐肉样物排出
C. 尿频
D. 无痛性血尿
E. 尿流中断

28. 下列属于淋巴瘤最典型的临床表现的是（　）。
A. 贫血
B. 发热
C. 慢性、进行性、无痛性淋巴结增大
D. 体重减轻
E. 肝脾大

29. 骨软骨瘤临床表现错误的是（　）。
A. 生长年龄结束后，肿瘤不停止生长
B. 多见于干骺端
C. 好发于青少年
D. 1% 的患者可恶变
E. 单发性骨软骨瘤比多发性骨软骨瘤的恶变机会少

30. 下列皮肤肿瘤中与日光照射无关的是（　）。
A. 基底细胞癌
B. 皮肤黑色素瘤
C. 角化性棘皮瘤
D. 皮肤隆突性纤维肉瘤
E. 皮肤鳞状细胞癌

31. 下列属于急性淋巴细胞白血病诊断的主要依据为（　）。
A. 淋巴结及肝脾大
B. 白细胞计数 $>10\times10^9/L$
C. 骨髓中原始及幼稚淋巴细胞增加≥30%
D. 骨髓增生极度活跃
E. 骨髓中巨核细胞及红系极度减少

32. 急性早幼粒细胞白血病的特异性分子生物学改变（　）。
A. AML1-ETO
B. P210
C. PML-RARa
D. IgH 重排
E. TCR 重排

33. 下列不属于软组织肿瘤的胸腹水产生因素的是（　）。
A. 尿少使体内水钠潴留

B. 肿瘤的渗出液
C. 胸腹膜的吸收减少
D. 患者长期消耗
E. 患者营养补充严重不足

34. 婴儿期最常见的肿瘤为（　）。
A. 肾母细胞瘤
B. 视网膜母细胞瘤
C. 神经母细胞瘤
D. 肝母细胞瘤
E. 淋巴母细胞瘤

35. 下列关于骨髓瘤的说法错误的是（　）。
A. 骨破坏在 T_1WI 呈边界清楚的低信号
B. 对检出病变，确定范围非常敏感
C. 对骨破坏出现之前的改变不能显示
D. 病变弥漫时为多发散在点状低信号
E. STIR 序列病灶高信号较 T_2WI 更显著

二、多选题（以下每道考题有 5 个备选答案，每题至少有 2 个正确答案）

1. 恶性肿瘤的扩散方式包括（　）。
A. 垂直转移
B. 淋巴道转移 + 血行转移
C. 血行转移
D. 种植性转移
E. 淋巴道转移

2. 肿瘤组织的糖代谢特点为（　）。
A. 主要以有氧糖氧化获取能量
B. 主要以无氧糖酵解获取能量
C. 糖代谢过程中的中间产物主要被氧化而获取能量
D. 己糖激酶、磷酸果糖激酶和丙酮酸激酶活性增加
E. 糖异生关键酶活性降低

3. 恶性肿瘤的转移特征有（　）。
A. 进入血流的癌细胞均可形成转移灶
B. 肉瘤可发生淋巴道转移
C. 转移有器官倾向性
D. 癌可以发生血道转移
E. 转移是复杂的多步骤过程

4. 下列关于肿瘤细胞信号转导的描述错误的是（　）。
A. GSK-3β 可磷酸化 β-Catenin，导致其被泛素酶体途径降解
B. TGF-β 可在肿瘤进展期抑制肿瘤的侵袭和转移
C. 浓度较高的细胞外信号分子才能产生明显的效应
D. Herceptin 是针对 VEGFR 的分子靶向药物
E. PTEN 是抑制 PI_3K-AKT 信号通路活化的重要抑癌基因

5. 恶性肿瘤分级依据有（　）。
A. 核分裂象的多少
B. 是否出现淋巴结转移
C. 异型性的大小
D. 分化程度的高低
E. 肿瘤大小

6. 肿瘤联合化疗方案的组成通常遵循的原则是（　）。
A. 入选药物单独使用证明有效
B. 所设计的方案经严密临床试验证明有使用价值
C. 尽量选择几种时相不同的药物
D. 尽量选择几种作用机制不同的药物
E. 尽量选择毒性类型不同的药物

7. 筛查肿瘤的选择应具备的基本条件有（　）。
   A. 发病经过较长，有明确的筛查对象
   B. 有简便可靠的筛查方法发现早期癌
   C. 筛查发现的癌前病变经过有效治疗可降低其发生率
   D. 早期确诊后应有确实有效的治疗方法，预期降低病死率
   E. 发病率和病死率较高，危害较大

8. 下列药物中骨髓抑制比较明显的是（　）。
   A. 博来霉素
   B. 卡铂
   C. 长春新碱
   D. 拓扑替康
   E. 多柔比星

9. 食管癌的X线表现为（　）。
   A. 管壁僵硬
   B. 腔内不规则充盈缺损
   C. 不规则的龛影
   D. 管腔不规则狭窄
   E. 黏膜增粗迂曲呈串珠状

10. 鼻咽癌侵犯迷走神经时，临床表现为（　）。
    A. 吞咽障碍
    B. 咽反射消失
    C. 饮水呛咳
    D. 舌肌萎缩
    E. 软腭下塌

11. 下列属于^{131}I治疗甲状腺癌适应证的有（　）。
    A. 复发的DTC
    B. 甲状腺癌术后残留的甲状腺组织
    C. 颈部淋巴结及远处其他脏器转移的
    D. 不能手术切除的分化型甲状腺癌DTC
    E. 血白细胞计数在3.0×10^9/L以上，摄碘率大于1%

12. 小细胞肺癌的二线方案可选用（　）。
    A. 紫杉醇（泰素）
    B. 丝裂霉素
    C. 紫杉特尔（泰索帝）
    D. 诺维本
    E. 拓扑替康

13. 下列关于原发性肝癌USG的表现，正确的是（　）。
    A. 肿瘤内见丰富的血流信号
    B. 肝动脉变细
    C. 肿瘤边缘血管可受压变窄
    D. 肿块边缘可清晰
    E. 肿瘤越大，内部回声相对越高

14. 关于胰腺癌下列说法正确的是（　）。
    A. 化疗可改善晚期胰腺癌的生存和生活质量
    B. 黄疸显著、不能手术的患者应立即行积极的放化疗解除黄疸
    C. PS评分≥2分的晚期胰腺癌患者选择最佳支持治疗
    D. 黄疸显著、不能手术的患者首先考虑退黄治疗
    E. PS评分<2分的晚期胰腺癌患者选择以吉西他滨为基础的联合化疗

15. 下列哪项是大肠癌化疗禁忌证（　）。
    A. 白细胞计数在3.5×10^3/L以下
    B. 恶病质
    C. 患者拒绝化疗
    D. 预计生存时间不超过6个月者
    E. 心、肝、肾功能严重障碍

16. 下列属于乳腺USG检查的特点的是（　）。
    A. 容易准确鉴别实性肿块的性质
    B. 极易受乳腺生理状态如病变伴随乳

腺炎症或乳腺腺体增生等的影响
C. 显示微小钙化效果良好
D. 结合临床检查，超声显像对乳腺癌诊断的符合率可达 80%~85%
E. 能清晰显示乳房各层软组织

17. 下列属于子宫内膜癌临床表现的是（ ）。
A. 绝经后少量、不规则阴道出血
B. 接触性出血
C. 月经失调或经间期出血
D. 绝经后子宫饱满稍大
E. 腹痛

18. 下列关于膀胱癌，说法正确的是（ ）。
A. Tis、Ta、T_1期膀胱癌属浅表膀胱癌
B. 肿瘤愈大则恶性程度愈高
C. 膀胱癌多数是移行上皮癌
D. 原位癌的恶性程度都低
E. 所有的膀胱原位癌都可采用膀胱腔内灌注化疗药物或 BCG

19. 霍奇金淋巴瘤与非霍奇金淋巴瘤在组织学上的主要区别就是前者有（ ）。
A. 核分裂象多见
B. 异形组织细胞
C. 大量分化不成熟细胞
D. R-S 细胞
E. 大量炎症细胞

20. 下列关于软组织肿瘤 X 线表现描述正确的是（ ）。
A. 若边界清晰常提示为良性肿瘤
B. 若肿瘤内有钙化点，提示为高度恶性
C. 若肿瘤内有钙化点，提示为低度恶性
D. 若显示有骨质破坏、骨折等，则提示为高度恶性肿瘤
E. 若显示肿瘤边界模糊，甚至出现骨膜反应，则提示为高度恶性肿瘤

三、案例分析题（每个案例至少有 3 个提问，每个提问有多个备选答案，其中正确答案有 1 个或几个）

（1~5 题共用题干）

患者，女性，69 岁。因“回吸涕血 6 月余，颈部包块 2 个月”就诊。无头痛、复视、面麻、吞咽呛咳。体格检查：右上颈扪及最长径为 4cm、质硬、固定、无压痛包块，左上颈扪及最长径为 2cm、质硬、固定、无压痛包块，余无阳性体征。鼻咽 CT 和 MRI 检查显示：右侧鼻咽肿块，侵及右侧咽旁间隙。鼻咽镜取活检示：非角化型癌。

1. 我国鼻咽癌最常见的病理类型为（ ）。
A. 角化型鳞状细胞癌
B. 基底细胞样鳞状细胞癌
C. 腺样囊性癌
D. 腺癌
E. 非角化型癌

2. 为明确分期，该患者还需做相关检查，下列检查中不属于常规必做的是（ ）。
A. 颅内 MRI 检查
B. 胸部 X 线摄影
C. 腹部彩超检查
D. 颈部增强 CT
E. 骨成像

3. 该患者胸部 X 线摄影、腹部 B 超、骨成像检查结果无异常，颈部 CT 检查结果显示“双侧中上颈淋巴结增大，最长径为 4cm”。说明该患者诊断分期（AJCC/UICC）为（ ）。
A. $T_{2a}N_2M_0$，Ⅲ期
B. $T_{2b}N_2M_0$，Ⅲ期

C. $T_1N_2M_0$，Ⅲ期
D. $T_3N_2M_0$，Ⅳ期
E. $T_{2b}N_3M_0$，Ⅳ期

4. 该患者最佳治疗方法是（　）。
A. 手术
B. 手术＋化疗
C. 化疗
D. 放疗
E. 放疗＋化疗

5. 该患者结束根治性放疗后 3 个月，右颈淋巴结有 1.5cm 残留灶。下一步最佳处理方式为（　）。
A. 中药治疗
B. 再次放疗
C. 化疗
D. 手术摘除残留淋巴结
E. 观察

（6~10 题共用题干）

患者，女性，36 岁。因“咽部异物感 1 年、加重伴吞咽困难 1 个月”就诊。查体：消瘦体貌，右颈Ⅱ区可及直径 2.5cm × 1.5cm 肿大淋巴结，Ⅳ区可及 2.0cm × 1.5cm 肿大淋巴结，质硬。鼻咽喉内镜检查右侧梨状窝区外生型肿物，侵犯咽后壁和环后区，右侧声带固定。病理结果：下咽低分化鳞癌。下咽喉部 MRI 显示：右侧梨状窝区肿物，侵犯梨状窝外侧壁、内侧壁、环后区以及咽后壁，向外突破甲状软骨板，肿瘤包绕颈动脉，向下侵犯食管入口，下界距食管入口 2cm。胸腹部 CT 未见转移征象。生化检查示肝肾功能基本正常；血常规检查：Hb 100g/L，白细胞计数正常。

6. 根据目前检查，患者的临床分期为（　）。
A. $T_{4a}N_3M_0$，Ⅳb 期
B. $T_3N_{2b}M_0$，Ⅳb 期
C. $T_{4a}N_{2a}M_0$，Ⅳa 期
D. $T_{4b}N_{2a}M_0$，Ⅳb 期
E. $T_{4b}N_{2b}M_0$，Ⅳb 期

7. 根据目前的检查情况，对该患者的总体评价正确的是（　）。
A. 局部晚期病变，需行全喉切除
B. 局部早期病变，可手术切除
C. 局部晚期病变，可手术切除，能保留部分喉功能
D. 局部晚期病变，不能手术切除
E. 局部早期病变，可行激光手术切除

8. 根据 NCCN 指南，该患者的原发灶治疗原则为（　）。
A. 姑息放射治疗
B. 外照射＋后装放疗
C. 同期放化疗
D. 首选手术治疗
E. 诱导化疗＋同期放化疗

9. 患者首先接受了诱导化疗，下列诱导化疗方案中支持证据最强的是（　）。
A. 顺铂＋5-FU
B. 多西他赛＋顺铂＋5-FU
C. 多西他赛＋顺铂＋西妥昔单抗
D. 吉西他滨＋顺铂＋5-FU
E. 顺铂＋5-FU＋西妥昔单抗

10. 下列临床研究中，NCCN 指南中诱导化疗方案依据的是（　）。
A. TAX323
B. RTOG9501
C. RTOG 0522
D. TAX324
E. GORTEC 2000-01

（11~15 题共用题干）

患者，男性，70 岁。气急、干咳 2 周，

有高血压病史 8 年，有长期吸烟史。查体：气管居中，心律齐，P 120 次/分，$A_2 > P_2$，右胸叩诊呈浊音，呼吸音消失，肝肋下 3cm，胸部 X 线片示右侧大量胸腔积液，血 CEA 180ng/ml；心电图是电轴左偏，左心高电压。

11. 考虑可能的诊断为（　）。
    A. 恶性胸膜间皮瘤
    B. 结核性胸腔积液
    C. 高血压心脏病性心力衰竭
    D. 肝硬化、肝性胸腔积液
    E. 肺癌伴恶性胸腔积液

12. 如果胸腔积液检查为血性，找到腺癌细胞，为找原发病灶最有价值的辅助检查是（　）。
    A. PET-CT 检查
    B. 胸部 CT
    C. 放射性核素扫描
    D. 彩色超声
    E. 支气管造影

13. 若患者家属积极要求手术治疗，医生的意见应该是（　）。
    A. 同意手术切除原发灶
    B. 先治疗胸腔积液，待胸腔积液消后再争取手术
    C. 全身治疗
    D. 先用生物学治疗
    E. 先全身化疗再手术治疗

14. 对该病例说法错误的是（　）。
    A. 患者仍然具有根治性手术治疗机会
    B. 胸腔内化疗与全身化疗可互相结合
    C. 若患者 EGFR 突变，可直接行吉非替尼（irresa）治疗
    D. 根据最新肺癌分期，临床分期为 M_1
    E. 患者可不行乳腺彩超检查

15. 患者进行化疗过程中出现右下肢肿胀、疼痛，次日感气急、胸闷和心前区痛，进行性加重，明显发绀，无法平卧，心率 120 次/分，心界向右下扩大，左下呼吸音低。心电图示：窦性心动过速，电轴明显右偏，不完全性右束支传导阻滞。目前最有可能的并发症是（　）。
    A. 急性左心衰竭
    B. 肺栓塞
    C. 急性心肌梗死
    D. 窒息
    E. 以上都不对

（16~20 题共用题干）

患者，男性，60 岁。进行性吞咽困难 1 个月，体重近来显著减轻，伴声嘶，无胸痛或背痛，无饮水呛咳。查体：浅表淋巴结未及显著增大。超声内镜检查：食管距门齿 24~27cm 见一溃疡，食管病灶处全层低回声增厚，最厚处 8.0mm，累及固有基层，外膜层完整。食管 23cm 处壁外见一大小约 7.3cm×5.1cm 低回声淋巴结。胸部 CT 提示：食管中上段可见食管中段壁厚，多考虑为肿瘤性病变，隆突下淋巴结显著增大。颈部 CT 及全腹 CT 未见显著异常。

16. 该患者的临床诊断是（　）。
    A. 食管中上段癌 $CT_3N_2M_0$，ⅢB 期
    B. 食管中上段癌 $CT_3N_1M_0$，ⅢA 期
    C. 食管中上段癌 $CT_2N_1M_0$，ⅢA 期
    D. 食管中上段癌 $CT_2N_1M_0$，ⅡB 期
    E. 食管中上段癌 $CT_1N_1M_0$，ⅡB 期

17. 患者食管镜活检示鳞状细胞癌。目前最合适的治疗方案是（　）。
    A. 根治性放疗
    B. 根治性同步放化疗
    C. 手术治疗
    D. 术前化疗 + 手术

E. 术前同步放化疗 + 手术

18. 如果患者完成了新辅助治疗，间隔多长时间手术最合适（　）。
A. 4~8 周
B. 4 周以内
C. 8~12 周
D. 2 周以内
E. 12~16 周

19. 新辅助同步放化疗的药物选择，下列为 NCCN 指南推荐的是（　）。
A. 伊立替康为基础的化疗方案
B. 吉西他滨为基础的化疗方案
C. 紫杉醇为基础的化疗方案
D. 多柔比星为基础的化疗方案
E. 5-FU 为基础的化疗方案

20. 下列能从新辅助放化疗中获得更多受益的是（　）。
A. 鳞癌
B. 男性
C. 腺癌
D. 女性
E. 一般状况好的患者

（21~22 题共用题干）

患者，女性，46 岁。6 年前行左乳癌改良根治术，术后病理为左乳腺浸润性导管癌 3 级，肿瘤大小为 1.5cm × 1.2cm × 1.2cm，皮肤和胸肌筋膜未受侵，ER（-），PR（-），C-erbB2（2+），腋窝淋巴结 0/17，全身检查未见癌转移。术后行表柔比星（表阿霉素）+ 环磷酰胺 + 5-FU 化疗 6 个周期，未行放疗。一直定期随访，未见肿瘤复发或转移。2 个月前发现左胸壁手术切口外下方有一无痛小结节，未予处理。现小结节逐渐长大来就诊，无其他不适主诉。查体：左胸壁手术切口外下方可见一个 1.0cm × 1.0cm × 1.5cm 结节，表面稍红，质硬，活动可，触痛阴性，余胸壁未见肿物；双锁骨上、腋窝未及肿大淋巴结，右侧乳腺未及肿物。

21. 进一步处理应首选（　）。
A. 密切观察
B. 肯定为肿瘤局部复发，直接给予抗肿瘤治疗
C. 胸壁 B 超
D. 胸部增强 CT
E. 左胸壁结节穿刺细胞学检查

22. 该患者下一步治疗可首选（　）。
A. 手术
B. 化疗
C. 同步化放疗
D. 放疗
E. 内分泌治疗

（23~25 题共用题干）

患者，女性，58 岁。食管胸中段鳞癌术后 2 个月。患者 6 个月前出现进食干饭时哽噎感，无吞咽时胸痛感，无背痛，无发热，无呛咳，无呕血，未予重视；3 个月前起进食哽噎有加重，偶有大口进食后呃逆，吐出少量食糜，无出血，吞咽时疼痛无加重，无胸闷，无声嘶；2 个月前当地医院门诊行胃镜检查发现食管胸中段全周不规则隆起肿物，表面黏膜粗糙，活检病理为鳞癌。CT 检查胸中段食管管腔狭窄，管壁不规则增厚，最厚处约 2cm，局部纤维膜面模糊，食管周围多发淋巴结，短径 1cm。遂行三切口食管癌根治术治疗，术中见食管胸中段肿物（6cm × 3cm），与周围有粘连，食管旁可见多个淋巴结，术后病理为食管髓质型中-低分化鳞癌，侵达纤维膜外，切缘阴性，上纵隔淋巴结 2/7 枚转移，食管旁 1/8 枚转

移，腹腔淋巴结 0/4 枚转移。术后恢复可，现进半流食为主，大小便正常，体重下降5%。KPS 80 分，双颈部及锁骨上未及肿大淋巴结，右侧胸壁可见手术瘢痕。

23. 按 2010 年 UICC 新分期原则，目前临床分期是（ ）。
  A. $T_4N_1M_0$
  B. $T_{3a}N_1M_0$
  C. $T_3N_2M_0$
  D. $T_4N_{1b}M_0$
  E. $T_2N_{2b}M_0$

24. 该患者单纯术后的 5 年 OS 约为（ ）。
  A. 60%
  B. 10%
  C. 20%
  D. 40%
  E. 45%

25. 此患者术后下一步最佳治疗方案为（ ）。
  A. 辅助放疗
  B. 靶向治疗
  C. 观察
  D. 中医治疗
  E. 辅助化疗

（26~29 题共用题干）

患者，女性，42 岁。右大腿肿物 2 年。患者 2 年前偶尔发现右大腿内侧皮下肿物，直径约 1cm，无疼痛等不适，未重视。近 3 个月来，肿物处偶有疼痛感，但肿物无显著长大，到医院就诊，诊为“脂肪瘤”，在局麻下行肿物切除。术后病理为“滑膜肉瘤”。

26. 此时应该进一步完善的检查为（ ）。
  A. 局部 MRI
  B. PET–CT
  C. 头颅 CT
  D. 胸部 CT
  E. 腹股沟及髂窝淋巴结 B 超

27. 进一步治疗应首选（ ）。
  A. 密切随访，如果复发再手术
  B. 放疗
  C. 化疗
  D. 扩大切除
  E. 扩大切除 + 放疗

28. 患者行扩大切除，术后病理阴性，进一步需要采取的治疗措施为（ ）。
  A. 放疗
  B. 化疗
  C. 基因治疗
  D. 放疗 + 化疗
  E. 密切随访、定期复查

29. 术后一年半，手术部位肿胀，MRI 示大腿内侧直径 6cm 包块，部分肌肉受侵，考虑肿瘤复发。肺和淋巴结未见转移。进一步的治疗措施是（ ）。
  A. 广泛切除
  B. 放疗
  C. 化疗
  D. 中药治疗
  E. 广泛切除 + 化疗

（30~32 题共用题干）

患者，女性，30 岁。主诉乏力 5 个月，伴左上腹饱胀感。查体：浅表淋巴结未及，肝未及，脾肋下 5cm。RBC 3.6×10^{12}/L，Hb 100g/L，WBC 150×10^9/L，PLT 300×10^9/L。外周血分类：原粒 3%，早幼粒 3%，中幼粒 10%，晚幼粒 40%，杆状核 34%，嗜碱性粒细胞 2%，中性粒细胞碱性磷酸酶（NAP）染色阴性。

30. 如需明确诊断，首先必须做的检查是（ ）。
  A. B 超

B. 细胞遗传学检查
C. CT
D. 血沉
E. 蛋白电泳

31. 患者紧急需要的治疗药物为（　）。
A. 羟基脲
B. 环孢素
C. 泼尼松
D. 维A酸
E. 美法仑

32. 该患者经过治疗，白细胞计数降至正常水平，脾回缩。下一步治疗措施是（　）。
A. 泼尼松维持治疗
B. 注射白介素-11
C. 注射ATG
D. 输注大剂量丙种球蛋白
E. 伊马替尼

（33~36题共用题干）

患者，女性，63岁。腹部胀痛3天，伴反酸、嗳气、食欲下降。查体：剑突下轻压痛，无反跳痛，肝脾肋下未及，移动性浊音阴性。胃镜检查示胃窦部巨大溃疡。

33. 对诊断最有价值的检查为（　）。
A. 胃组织活检
B. B超
C. MRI
D. 腹部X线片
E. CT

34. 若胃镜活检结果为胃黏膜相关组织淋巴瘤，下一步应进行（　）。
A. 胸部平片
B. 骨髓穿刺
C. 腹部CT
D. Hp检查
E. 结肠镜检查

35. 若Hp检查为阳性，下一步治疗（　）。
A. 手术
B. 抗Hp治疗
C. 放疗
D. 化疗+放疗
E. 化疗

36. 若Hp检查为阴性，下一步治疗（　）。
A. 手术
B. 化疗
C. 抗Hp治疗
D. 化疗+放疗
E. 放疗

（37~41题共用题干）

患者，女性，58岁。腹胀3个月，B超检查示腹水，CT检查示左附件占位病变，考虑卵巢癌可能性大；大网膜显著增厚，多发结节灶，考虑转移可能；盆腔大量积液。血CA125 936U/ml。腹水穿刺细胞学检查：找到腺癌细胞。

37. 该患者临床分期为（　）。
A. Ⅲ期
B. ⅡA期
C. ⅡB期
D. ⅡC期
E. Ⅰ期

38. 卵巢癌行根治术的手术范围，以下正确的是（　）。
A. 双侧输卵管
B. 腹膜活检
C. 双侧卵巢
D. 子宫
E. 腹水或腹腔灌洗液细胞学检查

39. 卵巢癌最常见的病理类型为（　）。
A. 黏液性肿瘤
B. 子宫内膜样肿瘤
C. 透明细胞肿瘤
D. 无性细胞瘤
E. 浆液型肿瘤

40. 卵巢癌中对放射治疗比较敏感的病理类型为（　）。
A. 浆液型肿瘤
B. 无性细胞瘤
C. 子宫内膜样肿瘤
D. 黏液性肿瘤
E. 透明细胞肿瘤

41. 晚期上皮型卵巢癌初次化疗方案首选（　）。
A. 托泊替康
B. 吉西他滨 + 卡铂
C. 多柔比星脂质体
D. 紫杉醇 + 卡铂
E. 依托泊苷 + 卡铂

（42~45 题共用题干）

患者，女性，43 岁。右足踇趾变黑破溃半年。患者半年前发现右足踇趾甲下黑线增宽，显著变黑、隆起伴破溃出血，按“灰指甲”行拔甲术。拔甲后创面破溃不愈，黑色色素沉着逐渐累及整个右足踇趾，遂行截趾术。术后病理：黑色素瘤伴溃疡，浸润深度 8mm，有丝分裂率 8/mm^2。术后未治疗。近 2 周右大腿皮肤出现簇样红色结节，直径 1~3cm 不等，逐渐变黑，无瘙痒及疼痛。来院就诊：头胸腹盆平扫 + 增强 CT 和骨扫描未见明确远处转移。既往体健，否认高血压、心脏病、糖尿病、脑血管病、肝炎及其他传染病史。体格检查：右股部皮肤及皮下多发结节，部分呈污浊黑色，直径 1~3cm 不等，无显著破溃，余查体未见异常。辅助检查：血尿便常规检查均正常，血生化检查正常。

42. 该患者皮肤结节的可能诊断为（　）。
A. 皮肤转移
B. 皮下转移
C. 药疹
D. 皮肤荨麻疹
E. 移行转移

43. 该患者临床分期为（　）。
A. ⅡB 期
B. ⅡC 期
C. ⅢA 期
D. ⅢB 期
E. ⅢC 期

44. 该患者下一步治疗措施为（　）。
A. 全身化疗
B. 局部放疗
C. 隔离肢体热输注化疗
D. 局部冷冻治疗
E. 隔离肢体热灌注化疗

45. 该患者在下一步治疗中最常用的药物为（　）。
A. 倍他司汀
B. 美法仑（马法兰）
C. 顺铂
D. 卡莫司汀（卡氮芥）
E. 福莫司汀

参考答案

一、单选题

1. E	2. D	3. E	4. C	5. E	6. E	7. C	8. C	9. D	10. E
11. B	12. E	13. B	14. A	15. D	16. E	17. D	18. D	19. D	20. B
21. C	22. D	23. E	24. C	25. D	26. E	27. D	28. C	29. A	30. D
31. C	32. C	33. A	34. C	35. C					

二、多选题

1. BCDE	2. BDE	3. BCDE	4. BCD	5. ACD
6. ABCDE	7. ABDE	8. BDE	9. ABCD	10. ABC
11. ABCDE	12. ACDE	13. ACDE	14. ACDE	15. BE
16. BDE	17. ACDE	18. AC	19. BCDE	20. ACDE

三、案例分析题

1. E	2. A	3. B	4. E	5. D
6. E	7. D	8. CE	9. B	10. ADE
11. E	12. A	13. C	14. E	15. B
16. D	17. BE	18. A	19. CE	20. ABE
21. E	22. A	23. C	24. C	25. A
26. ADE	27. D	28. E	29. E	30. B
31. A	32. E	33. A	34. D	35. B
36. E	37. A	38. ABCDE	39. E	40. B
41. D	42. ABE	43. E	44. CE	45. B

高级卫生专业技术资格考试用书
肿瘤内科学模拟试卷（二）

中国协和医科大学出版社

模拟试卷（二）

一、单选题（以下每道考题有5个备选答案，请选择1个最佳答案）

1. 下列关于化学致癌物作用的根本机制正确的是（　）。
   A. 蛋白构象变化
   B. 致癌物与RNA聚合酶结合
   C. 免疫功能改变
   D. 体细胞DNA损伤
   E. 原癌基因激活

2. 下列不是原癌基因产物的是（　）。
   A. 生长因子类似物
   B. 化学致癌剂
   C. 跨膜的生长因子受体
   D. 膜结合的酪氨酸蛋白激酶
   E. 核内转录因子

3. 下列描述中正确的是（　）。
   A. 胆酸是膀胱癌的促癌剂
   B. 促癌物没有前驱的细胞改变可以致癌
   C. 化学性致癌物可归纳为三大类
   D. 某物质是否对人致癌不一定取决于接受的剂量和时间
   E. 癌发生发展第一步是活化致癌物改变了细胞内的DNA

4. 下列关于良性肿瘤的描述错误的是（　）。
   A. 从不危及生命
   B. 多呈膨胀性生长，不发生转移
   C. 细胞分化程度较高
   D. 有包膜，界限清楚
   E. 少数可以恶变

5. 下列肿瘤属于恶性肿瘤的是（　）。
   A. 髓母细胞瘤
   B. 甲状腺囊腺瘤
   C. 成肌纤维细胞瘤
   D. 软骨母细胞瘤
   E. 多形性腺瘤

6. 肿瘤TNM分期是指（　）。
   A. 原发肿瘤的范围、区域淋巴结、远处转移
   B. 原位癌、远处淋巴结、卫星结节
   C. 原位癌、远处淋巴结、远处转移
   D. 原发肿瘤的范围、区域淋巴结、卫星结节
   E. 原发肿瘤部位、区域淋巴结、远处转移

7. 抗肿瘤药物的多药耐药性通常出现于（　）。
   A. 内分泌药与生物制品之间
   B. 化学药与内分泌药之间
   C. 化学药与生物制品之间
   D. 化学合成的抗癌药
   E. 天然来源的抗癌药

8. 下列关于恶性肿瘤的治疗正确的是（　）。
   A. 消化道恶性肿瘤均对放射治疗敏感
   B. 手术切除是唯一的治疗手段
   C. 软组织肉瘤很少经淋巴结转移，一般不做局域淋巴结清扫术
   D. 恶性肿瘤一旦出现转移就不宜行根治术
   E. 各种抗癌药物对肿瘤均具有绝对选择

特异性

9. 下列关于肿瘤免疫治疗疗效的说法，不正确的是（　）。
   A. 在治疗后数月甚至更长的时间表现出生存获益
   B. 患者的无进展生存期及总生存期是评价的最主要指标
   C. 反映免疫细胞激活或功能状态的免疫学指标是评价肿瘤免疫疗效的关键
   D. 在首次治疗数周后即可观测到明显的客观疗效
   E. 有效的预防肿瘤的复发及转移

10. 计算镇痛药的等效用药剂量正确的是（　）。
   A. 吗啡口服用药量：注射用药量为1∶4
   B. 换用另一种阿片类药物时剂量不变
   C. 脊神经途径用阿片类药物，低剂量用药可以获得其他途径用药相同的镇痛效果
   D. 吗啡口服用药量：注射用药量为1∶2
   E. 栓剂用药剂量减半

11. 鼻咽癌最主要的颅内转移途径为（　）。
   A. 卵圆孔
   B. 颈静脉孔
   C. 破裂孔
   D. 圆孔
   E. 眶下裂

12. （　）是鼻咽癌最常见的远处转移部位。
   A. 肝
   B. 肺
   C. 骨
   D. 中耳
   E. 肾上腺

13. 下列不属于早期鼻咽癌CT表现的是（　）。
   A. 腭肌肥大
   B. 咽隐窝变浅、消失
   C. 两侧咽腔不对称
   D. 咽旁间隙向外移位
   E. 乳突气房不含气

14. 下列关于健康人群的早期肺癌筛查，表述正确的是（　）。
   A. 目前对早期肺癌的筛查手段仍不令人满意
   B. 每年1次螺旋CT检查有助于早期发现肺癌
   C. 每年1次胸部X线检查有助于早期发现肺癌
   D. 定期行肿瘤标志物检查有助于早期发现肺癌
   E. 每年1次PET–CT检查有助于早期发现肺癌

15. 下列关于肿瘤标志物，表述正确的是（　）。
   A. CEA、CA125浓度明显升高可以确诊非小细胞肺癌
   B. 肿瘤标志物可以作为肿瘤随访的重要指标
   C. 肿瘤标志物浓度越高则患者生存期越短
   D. 肿瘤标志物浓度越高则化疗有效率越低
   E. CEA、NSE浓度同时大幅升高可以诊断小细胞肺癌

16. 下列不属于晚期肺癌引起上腔静脉综合征临床表现的是（　）。
   A. 头面、颈部充血肿胀
   B. 双上肢充血肿胀

C. 胸壁静脉怒张
D. 呼吸困难
E. 右侧面部无汗、眼裂缩小

17. 下列属于周围型肺癌的X线表现的是（　）。
A. 肿块周围有卫星病灶
B. 肿块边界光滑锐利
C. 肿块周围长索条影
D. 肿块有分叶征象
E. 肿块2周增大1倍以上

18. 下列关于分子靶向药说法错误的是（　）。
A. 无化疗药物的细胞毒性，用药相对更安全
B. 其作用机制与化疗药物不同，因此部分化疗失败者仍有效
C. 大肠癌治疗中分子靶向药和化疗药合用明显延长晚期患者中位生存期
D. 大肠癌治疗中分子靶向药和化疗药合用作为晚期患者治疗首选一二线治疗方案
E. 大肠癌中常用的分子靶向药包括西妥昔单抗、贝伐珠单抗、曲妥珠单抗

19. 下列不属于早期食管癌的病理分型的是（　）。
A. 斑块型
B. 隐伏型
C. 糜烂型
D. 溃疡型
E. 乳头状或隆起型

20. 早期乳腺癌最适合的检查方法是（　）。
A. CT
B. B超
C. MRI
D. 红外线
E. 钼靶

21. 乳房中生长快、表面不光滑、边界不清的无痛性硬块，优先考虑为（　）。
A. 急性乳腺炎
B. 乳房纤维腺病
C. 乳腺癌
D. 乳腺囊性增生病
E. 以上均不对

22. 乳腺癌微小钙化，下列影像显示中最佳的是（　）。
A. 乳腺X线检查
B. 超声
C. CT
D. MRI
E. PET–CT

23. 下列关于宫颈癌的诊断错误是（　）。
A. 治疗过程中出现新的病灶，应更改临床分期
B. 当临床可疑或细胞学检查异常而又无显著的子宫颈癌体征时，阴道镜下活检可提高检出率
C. 宫颈锥切也是一种诊断方法
D. 有病理诊断才能明确诊断
E. 患者常见的症状为不规则阴道流血，白带增多

24. 下列关于妇科肿瘤，说法错误的是（　）。
A. 卵巢癌病死率最高，治愈率仅30%左右，是预后最差的肿瘤
B. 基因BRCA–1和BRCA–2与子宫颈癌的发病有关
C. 子宫肌瘤是最常见的妇科良性肿瘤

D. 宫颈癌发病率最高，是最常见的妇科恶性肿瘤

E. 卵巢恶性生殖细胞肿瘤Ⅱ期患者，如年轻未生育，可考虑行保守生殖功能的手术

25. 不可用在卵巢癌的二线治疗的化疗药物为（　）。

A. 多柔比星脂质体

B. 阿司匹林

C. 多西紫杉醇

D. 吉西他滨

E. 拓扑替康

26. 下列不属于子宫内膜癌的发病因素的是（　）。

A. 多个性伙伴

B. 糖尿病

C. 高血压

D. 肥胖

E. 未孕

27. 下列关于排泄性尿路造影在诊断膀胱癌的价值，说法错误的（　）。

A. 有否因膀胱肿瘤引起的上尿路梗阻

B. 了解双肾功能

C. 有否合并肾盂癌及输尿管癌

D. 可确定膀胱肿瘤浸润深度

E. 根据膀胱内充盈缺损，初步估计肿瘤大小及部位

28. 肾癌的治疗方案主要是（　）。

A. 放疗

B. 手术

C. 化疗

D. 免疫治疗

E. 内分泌治疗

29. 下列关于弥漫大 B 细胞淋巴瘤的说法不正确的是（　）。

A. 最常见的非霍奇金淋巴瘤类型

B. 中老年人多见

C. GCB-DLBCL 预后差于 ABC-DLBCL

D. 属于侵袭性淋巴瘤

E. 肿瘤细胞体积大，形态单一，弥漫浸润

30. 软骨肉瘤的主要治疗措施是（　）。

A. 综合治疗

B. 化疗

C. 放疗

D. 免疫治疗

E. 手术

31. 骨巨细胞瘤 X 线表现为（　）。

A. 骨干中心透明影中有钙化

B. 骨端突起，无显著骨破坏

C. 骨膜被掀起形成 Codman 三角

D. 骨皮质呈“葱皮”样改变

E. 骨端膨胀，骨质破坏，呈肥皂泡样改变

32. 下列关于慢性粒细胞白血病最突出的特征是（　）。

A. 腹胀，食后饱胀

B. 乏力，低热，多汗

C. 粒细胞显著增多，巨脾

D. 肝大

E. 骨痛显著

33.（　）是诊断急性白血病最有力的证据。

A. 贫血、出血、发热

B. 骨压痛

C. 肝脾大

D. 骨髓中有大量原始细胞

E. 淋巴结肿大

34. 白血病细胞表面的免疫学标志，正确的是（ ）。
A. 急性 T 淋巴细胞白血病表达 CD19
B. 急性髓性白血病细胞表达 CD20
C. 急性 B 淋巴细胞白血病表达 CD13
D. 急性髓性白血病细胞表达 MPO
E. 急性髓性白血病细胞表达 CD79a

35. 下列恶性肿瘤不属于间叶组织来源的是（ ）。
A. 淋巴瘤
B. 恶性神经鞘瘤
C. 脂肪肉瘤
D. 滑膜肉瘤
E. 恶性纤维性组织细胞瘤

二、多选题（以下每道考题有 5 个备选答案，每题至少有 2 个正确答案）

1. 肿瘤标志物在临床上主要应用于（ ）。
A. 肿瘤复发转移的监测指标
B. 肿瘤影像诊断的指标
C. 原发性肿瘤的发现
D. 良性和恶性肿瘤的鉴别诊断
E. 肿瘤高危人群的筛查

2. 影响肿瘤发病风险的因素有（ ）。
A. 营养状况
B. 遗传因素
C. 年龄
D. 文化程度
E. 环境因素

3. 下列肿瘤的发生与吸烟有关的是（ ）。
A. 口腔癌
B. 肺癌
C. 胰腺癌
D. 食管癌
E. 宫颈癌

4. 遗传起决定作用的肿瘤包括（ ）。
A. 肝细胞癌
B. 结肠腺瘤性息肉病
C. 神经纤维瘤病
D. 视网膜母细胞瘤
E. 淋巴瘤

5. 自体造血干细胞移植支持下的大剂量化疗在（ ）中可以提高生存率或延长生存期。
A. 转移性大肠癌
B. 转移性恶性黑色素瘤
C. 复发转移的睾丸癌
D. 晚期非小细胞肺癌
E. 复发的非霍奇金淋巴瘤

6. 下列关于癌症患者的症状处理，说法正确的是（ ）。
A. 患者是否存在呼吸困难，需要医护根据患者是否有呼吸频率、节律、幅度的改变以及鼻翼扇动、发绀、端坐呼吸等临床表现来判断
B. 谵妄为认知障碍性疾病，需及时识别，防止漏诊。其临床表现包括：①意识障碍伴注意力的集中、维持与转换异常；②认知改变或感觉功能减低或进展性痴呆；③短期内病症进展，1 天内可有波动；④病史、体格检查与实验室检查结果提示全身性疾病引发的生理学异常可直接导致上述症状
C. 癌症患者恶心、呕吐的病因及诱因多种多样，延髓呕吐中枢的传入兴奋增加是恶心、呕吐产生的主要原因
D. 高剂量孕酮如甲羟孕酮和甲地孕酮是

“金标准”药物，能够改善大约70%患者的食欲，同时增加患者肌肉力量
E. 癌症患者出现完全性肠梗阻时禁止使用吗啡

7. 肿瘤免疫中，杀伤肿瘤细胞的细胞包括（ ）。
A. 巨噬细胞
B. B淋巴细胞
C. 自然杀伤细胞
D. 细胞毒性T细胞
E. 浆细胞

8. 下列符合生物治疗特点的是（ ）。
A. 不遵守给药的量效关系
B. 细胞毒性杀伤
C. 较易产生抗药性
D. 可能有过敏反应
E. 一旦有效病情缓解时间较长

9. 社会心理肿瘤学的主要内容包括（ ）。
A. 社会心理因素在癌症的发生、发展中发挥不可忽视的作用
B. 社会心理因素在癌症的治疗和转归中作用极其有限
C. 患者癌症诊断和治疗可引起诸多心理行为问题
D. 临床上采用心理行为疗法可以改善患者消极情绪等心理状态、提高机体免疫功能
E. 心理治疗可显著提高生活质量，还可延长生存期

10. 克服肿瘤耐药的方法主要包括（ ）。
A. 联合应用免疫调节药
B. 在肿瘤负荷低的时候开始治疗
C. 提高给药剂量
D. 改变给药途径
E. 多药联合

11. 食管癌应与（ ）进行鉴别。
A. 食管平滑肌瘤
B. 食管外压性改变
C. 下咽癌
D. 贲门失弛缓症
E. 食管良性狭窄

12. 下列关于甲状腺癌治疗说法正确的是（ ）。
A. 乳头状癌以手术治疗为主，术后加内分泌治疗
B. 髓样癌伴嗜铬细胞瘤者可先行甲状腺手术，然后再行嗜铬细胞瘤手术
C. 滤泡状癌手术宜行患侧腺叶＋峡部切除，根据淋巴结转移情况决定是否行清扫术
D. 未分化癌一般行放射治疗
E. 以上均正确

13. 胸部CT对肺癌的诊断正确的是（ ）。
A. 能显示肿瘤与大血管的关系
B. 能显示淋巴结性质
C. 能显示肿瘤是否侵犯纵隔
D. 能显示肿瘤淋巴结转移范围
E. 能显示肿瘤与心包关系

14. 下列关于肺癌说法正确的是（ ）。
A. 肺癌按解剖学分类可分为周围型肺癌和中央型肺癌
B. 女性比男性发病率高
C. 小细胞肺癌首选治疗方案为手术治疗
D. 烟是肺癌重要危险因素
E. 肺癌常见的转移为淋巴结转移为锁骨上淋巴结

15. 下列有关肺癌CT增强扫描特点的描述正确的是（ ）。
A. 时间密度曲线上升速度慢，峰值持续时间短

B. 增强幅度大，为 20~60HU

C. 一般认为肺癌强化后 CT 值高于良性结节，低于活动性炎症病灶

D. 血流灌注高

E. 多为不均匀强化

16. 结肠癌的治疗原则正确的是（　）。

A. Ⅲ期根治性手术 + 术后辅助化疗

B. Ⅳ期一般情况差者予最佳支持治疗

C. 0 期和Ⅰ期根治性手术

D. Ⅳ期 PS 评分为 0~2 分者姑息性化疗

E. Ⅱ期根治性手术，术后针对性选择化疗

17. 下列关于原发性肝癌 CT 的表现，正确的是（　）。

A. 增强扫描动脉期显著强化

B. 平扫多为低密度灶

C. 增强扫描静脉期显著强化

D. 局部肝轮廓可隆凸

E. 伴肝硬化、脾大

18. 下列需与原发性肝癌主要鉴别疾病包括（　）。

A. 肝转移癌

B. 活动性肝炎

C. 肝脓肿

D. 肝血管瘤

E. 肝硬化

19. 乳腺 MRI 的临床应用指征包括（　）。

A. 假体植入术后的乳腺评估

B. 乳腺癌术前分期

C. 乳腺癌新辅助化疗疗效监测

D. 乳头溢液

E. 乳腺癌遗传基因缺陷的高危人群筛查

20. 下列关于睾丸肿瘤说法错误的是（　）。

A. 多数先转移至腹股沟淋巴结

B. 早期可发生淋巴结转移

C. 大多数精原细胞瘤患者 hCG 阳性

D. 睾丸肿瘤以非生殖细胞瘤为主

E. 睾丸肿瘤几乎都是恶性肿瘤

三、案例分析题（每个案例至少有 3 个提问，每个提问有多个备选答案，其中正确答案有 1 个或几个）

（1~4 题共用题干）

患者，女性，28 岁。孕 38 周。因“鼻塞 2 个月，间断血涕 3 天”就诊。查体：发现患者双上颈多个肿大淋巴结，最大径约 3cm，行直接鼻咽镜检查发现右侧鼻咽咽隐窝消失，局部可见菜花样新生物，活检证实为鼻咽低分化鳞癌。

1. 患者完善其他检查未发现远处转移，鼻咽和颈部 MRI 提示局部肿瘤侵犯翼腭窝，翼内肌受侵，上颈可见多个肿大淋巴结，目前考虑诊断分期为（　）。

A. $cT_1N_1M_0$

B. $cT_2N_1M_0$

C. $cT_3N_2M_0$

D. $cT_3N_1M_0$

E. $cT_4N_1M_0$

2. 患者诉近几天颈部肿块增大显著，鼻塞症状加重，下一步的治疗原则为（　）。

A. 局部放疗对胎儿没有影响，可以直接按常规行根治性放疗

B. 由于妊娠期鼻咽癌进展迅速，可征求妇产科意见终止妊娠，尽快开始放化疗

C. 妊娠鼻咽癌预后较好，妊娠终止后往往能自行消退，建议密切观察

D. 如局部进展迅速，可考虑先行手术切除术，避免放化疗对胎儿的影响，根

据手术情况行放疗

E. 建议等患者分娩后再进行抗肿瘤治疗

3. 如患者选择分子靶向药物进行放疗同步增敏，可用（　）进行头颈部增敏治疗。

A. 贝伐珠单抗

B. 厄洛替尼

C. 索拉非尼

D. 西妥昔单抗

E. 吉非替尼

4. 该药物在细胞的作用部位是（　）。

A. EGFR 受体胞外端

B. VEGR 受体

C. EGFR 胞内端酪氨酸激酶位点

D. RAF 基因表达产物

E. VEGFR 胞内端酪氨酸激酶位点

（5~11 题共用题干）

患者，男性，52 岁。因“查体发现右肺上叶结节 1 个月”入院。1 个月前健康查体时胸部 X 线片发现右肺上叶结节，自诉无咳嗽、咳痰、痰中带血、胸痛、胸闷、发热、体重减轻、声音嘶哑等症状，在当地医院行胸部 CT 平扫检查显示右肺上叶结节，考虑为周围型肺癌的可能，未行任何治疗。为进一步明确诊断，在医院门诊行全身 PET-CT 扫描，结果显示右肺上叶后段可见一大小约 2.1cm×1.8cm 结节，结节略呈分叶状，边缘不光滑有毛刺，内可见血管穿行，局部有小支气管截断，结节最大 SUV 值为 3.5，延迟后为 4.3，余双肺未见明确异常，纵隔和双肺门未见明确肿大或异常代谢之淋巴结，全身其他部位未见明确转移征象。

5. PET-CT 检查已逐渐成为肺癌诊断、临床分期、疗效评价和监测复发转移的重要手段，下列关于 PET-CT 检查在肺癌诊治中应用的论断不正确的是（　）。

A. 阳性 PET-CT 扫描结果的定义为肺结节的 SUV 值大于基线纵隔血池

B. 阳性 PET-CT 扫描结果也可以是由感染或炎症引起的

C. 造成假阴性 PET-CT 扫描结果的原因可能是因为肺结节体积较小、细胞密度较低、肿瘤细胞的 FDG 亲和力低所致

D. PET-CT 扫描怀疑为肺癌的患者，在非手术治疗前可无需病理组织学或细胞学证实

E. 对于非小细胞肺癌纵隔淋巴结转移的判断，PET-CT 扫描较 CT 扫描有更高的敏感性

6. 根据该患者的全身 PET-CT 影像表现，临床上高度怀疑为右肺上叶周围型肺癌的可能，关于该患者的诊治措施，下列论述错误的是（　）

A. 完成血常规、血生化、心肺功能测定以评估该患者能耐受何种治疗方法

B. 如无手术禁忌，该患者首选的治疗方法应当是手术切除治疗

C. 对于临床上高度怀疑为Ⅰ期或Ⅱ期非小细胞肺癌的患者，术前必须有活检证实

D. 如已获得非小细胞肺癌的病理组织学或细胞学证据，可以考虑术前新辅助化疗

E. 右后外侧切口开胸和胸腔镜手术都可以作为该患者的标准手术入路

7. 根据各项检查结果和病理诊断，目前该患者的肿瘤分期是（　）。

A. cⅡA 期

B. pⅠA 期

C. cⅠB 期

D. pⅠB 期

E. cⅠA 期

8. 根据术中所见和术后病理诊断，该患者

的病理分期是（ ）。

A. ⅠA 期
B. ⅠB 期
C. ⅡA 期
D. ⅡB 期
E. Ⅲ期

9. 该患者的术后综合治疗模式为（ ）。
A. 仅定期复查
B. 免疫增强剂治疗
C. 中医中药治疗
D. 术后辅助化疗
E. 术后辅助放射治疗

10. 对于该患者而言，可以使用的术后辅助化疗方案包括（ ）。
A. 长春瑞滨 + 顺铂
B. 吉西他滨 + 顺铂
C. 多西他赛 + 顺铂
D. 依托泊苷 + 卡铂
E. 培美曲塞 + 顺铂

11. 下一步的诊治方案为（ ）。
A. 推荐胸部放射治疗预防局部复发
B. 定期影像学随访监视
C. 改用其他化疗方案继续化疗 4 周期
D. 给予双膦酸盐药物预防骨转移
E. 继续采用该化疗方案化疗 4 周期

（12~16 题共用题干）

患者，女性，63 岁。剑突下隐痛 3 年，伴纳差、嗳气、黑便。体格检查：浅表淋巴结未扪及肿大；腹部平软，剑突下有轻度压痛，腹部未扪及肿块；心肺未见异常。

12. 胃镜检查提示胃底部溃疡型新生物。病理检查示：中-低分化腺癌。对患者临床分期能提供帮助的检查包括（ ）。
A. 超声内镜检查
B. 胃钡餐检查
C. ERCP 检查
D. 肿瘤标志物检测
E. 腹部 CT 检查

13. 如果辅助检查提示胃周淋巴结肿大，但未发现远处转移，且原发灶肿瘤未浸润周围器官、组织，则治疗方法最好应选择（ ）。
A. 手术切除 + 观察随访
B. 术前放疗 + 手术切除
C. 术前同步放化疗 + 手术切除
D. 术前化疗 + 手术切除
E. 手术切除 + 术后选择性放化疗

14. 如果首先给予患者手术切除，术后分期为 $T_3N_1M_0$，则最佳的术后辅助治疗方式为（ ）。
A. 观察随访
B. 腹膜腔化疗
C. 序贯放化疗
D. 辅助化疗
E. 同步放化疗

15. 该患者的化疗方案可选择（ ）。
A. 以氟尿嘧啶为基础的方案
B. EP 方案
C. PEB 方案
D. ECF 方案
E. 以紫杉醇类药物为基础的方案

16. 随着病情发展，患者出现 T_5 椎体转移，伴腰部疼痛。体格检查：T_5 棘突压痛。那么针对该情况应考虑的治疗方式包括（ ）。
A. 口服镇痛药物
B. 转移灶手术切除
C. 热疗
D. T_5 椎体放射治疗
E. 用双膦酸盐治疗

（17～20 题共用题干）

患者，男性，57 岁。进行性吞咽困难 3 个月。患者 3 年前无显著诱因出现吞咽困难，以进食固体食物为主，进食软食时无不适，症状进行性加重，行胃镜检查，取病理活检诊断为食管癌。胸腹部 CT 未发现转移病灶。3 个月前行部分食管胃切除术 + 食管胃弓下吻合术。术后病理示：食管髓质型中分化鳞状细胞癌，浸透深肌层达纤维膜。肿物累及贲门，上、下切缘未见癌。淋巴结转移性癌 5/22（贲门周结节 1/1，下肺静脉旁淋巴结 0/1，胃左淋巴结 0/2，隆突下淋巴结 0/5，胃左周围脂肪及淋巴结 4/13）。吸烟二十余年，有饮酒史。

17. 该患者术后的病理分期是（　）。
   A. ⅡA 期
   B. ⅡB 期
   C. ⅢA 期
   D. ⅢB 期
   E. ⅢC 期

18. 该患者目前的临床分期是（　）。
   A. Ⅳ期
   B. ⅢC 期
   C. ⅢB 期
   D. ⅡB 期
   E. ⅡA 期

19. 该患者应该采用的治疗策略为（　）。
   A. 最佳支持治疗
   B. 分子靶向治疗
   C. 免疫治疗
   D. 放疗
   E. 全身化疗

20. 患者采用紫杉醇 + 顺铂方案联合化疗 4 周期，复查 CT 示肝右叶新出现转移灶。患者目前 ECOG 评分为 1 分，体格检查无特殊阳性体征，血尿便常规、肝肾功能检查正常。该患者可采用的治疗策略为（　）。
   A. 最佳支持治疗
   B. 原方案继续全身化疗
   C. 免疫治疗
   D. 换方案继续全身化疗
   E. 加入临床研究

（21～24 题共用题干）

患者，男性，52 岁。肉眼血尿半年。患者于半年前出现间断的肉眼血尿。2 周前行膀胱镜检查发现膀胱肿物，活检病理考虑为膀胱癌。行膀胱部分切除术。术后病理：膀胱尿路上皮癌，G_3，肿瘤侵透全层，达浆膜外。CT 未见盆腔肿大淋巴结。吸烟 30 年，平均每日 10 支。不饮酒。ECOG 评分为 0 分。精神正常，皮肤和巩膜无黄染。浅表淋巴结未及肿大。双肺呼吸音清，未闻及干湿啰音。心率 78 次/分，律齐。腹部未及包块，无压痛。肠鸣音正常。脊柱、四肢和神经系统未见异常。辅助检查：WBC 5.6×10^9/L，Hb 120g/L，PLT 156×10^9/L。尿常规：RBC 0～1/HP，WBC 1～2/HP。肝肾功能正常。ECG：正常。

21. 该患者的 TNM 分期为（　）。
   A. $T_2N_0M_0$
   B. $T_1N_0M_0$
   C. $T_3N_0M_0$
   D. Ⅲ期
   E. Ⅱb 期

22. 下一步治疗措施是（　）。
   A. GC + 膀胱内灌注
   B. 生物免疫治疗
   C. GC 方案
   D. 依维莫司
   E. 索拉非尼

23. 关于膀胱癌的化疗，下列叙述中正确的是（　）。

A. GC和M-VAC方案的临床CR率为10%左右

B. M-VAC方案是最经典和有效的方案

C. GC方案的耐受性好于M-VAC方案

D. GC方案和M-VAC方案的疗效相当

E. 膀胱癌是对化疗中度敏感的肿瘤

24. 最佳的二线治疗手段为（　）。

A. 重新用GC方案

B. 索拉非尼

C. 舒尼替尼

D. 以紫杉醇为基础的方案

E. 吉西他滨＋恩度

（25~29题共用题干）

患者，女性，19岁。因“发现双颈部包块2个月”入院。患者近2个月来双颈部包块，进行性增大，以左侧为甚，无发热、咳嗽、胸闷、腹痛、乏力、消瘦、盗汗等症状。入院查胸片、肝脾B超均未见异常，颈部淋巴结活检病理报告霍奇金病（淋巴细胞为主型）；骨髓活检示幼稚淋巴细胞占25%，示霍奇金病骨髓浸润。

25. 判断患者分期及预后，还需检测的指标是（　）。

A. 腹部CT

B. 胸部CT

C. 肿瘤标志物

D. 盆腔CT

E. ESR

26. 如果该患者其他检查均未发现异常，该患者的临床分期为（　）。

A. ⅠA期

B. ⅠB期

C. ⅡB期

D. ⅢA期

E. ⅣA期

27. 该患者的治疗方案可选择（　）。

A. HDC/AHSCT

B. ABVD方案

C. MOPP/ABVD方案交替

D. 分子靶向治疗

E. StanfordV方案

28. 患者采用ABVD方案化疗6周期后，复查骨髓细胞学示未见淋巴瘤浸润，但颈部CT示右颈淋巴结有残留，较前显著缩小，下一步治疗措施是（　）。

A. IFRT（受累野放射治疗）

B. 换用StanfordV方案

C. 换用BEACOPP方案

D. 继续ABVD方案化疗2周期

E. HDC/AHSCT

29. 如果患者经放化疗2年后，出现纵隔淋巴结复发，适宜的治疗方案是（　）。

A. StanfordV方案化疗

B. 最佳支持治疗

C. HDC/AHSCT

D. 纵隔放疗

E. ABVD方案化疗

（30~33题共用题干）

患者，女性，30岁。3个月来感左膝关节疼痛，逐渐加重，无发热，无红肿，无外伤史。X线片见股骨下段有边界不清的骨质破坏，骨膜增生，瘤骨形成。

30. 对确诊意义最大的是（　）。

A. 病理组织学检查

B. 发病年龄

C. X线表现

D. 病变部位

E. 进一步的CT/MRI检查

31. 活检证实为骨肉瘤，应进一步进行的检查为（　）。

A. 胸部 CT

B. 局部 MRI 检查

C. 测定血钙、血磷、碱性磷酸酶等

D. 血常规、血生化

E. 骨 ECT

32. 检查结果示，股骨下段肿瘤最大径 5cm，低分化，无淋巴结肿大，未发现远处转移，按照 AJCC 分期为（　）。

A. ⅠA 期

B. ⅠB 期

C. ⅡA 期

D. ⅡB 期

E. ⅢA 期

33. 最佳治疗方式是（　）。

A. 手术

B. 手术 + 术后放疗

C. 手术 + 术后化疗

D. 放疗

E. 术前化疗 + 手术 + 术后化疗

（34~37 题共用题干）

患者，男性，63 岁。有 20 年肝内胆管结石史。3 年来右上腹部及右肩背部胀痛不适，乏力，食欲减退，消瘦，查体贫血貌，腹平软，肝肋下可触及，有肝区叩击痛（+），B 超提示肝内多发结石，肝叶回声不均匀，Hb 75g/L，WBC 10.5×10^9/L。

34. 为进一步明确诊断，应再行哪种检查（　）。

A. 甲胎球蛋白

B. 腹部 CT

C. 碱性磷酸酶

D. 经脐静脉肝脏造影

E. γ–谷氨酰转肽酶

35. 若 CT 发现左肝内多发结石，伴胆管周围低密度实质性病灶，胆管扩张，应考虑下列哪种疾病（　）。

A. 胆管细胞癌

B. 肝内结石并肝脓肿

C. 肝内多发结石

D. 肝硬化

E. 肝肿瘤

36. 如确诊为左肝内胆管细胞癌，治疗首选（　）。

A. 右肝切除

B. 左肝外叶切除

C. 左肝叶切除

D. 肝动脉栓塞治疗

E. 酒精注射

37. 如检查发现肝内已有多发转移灶，治疗首选（　）。

A. 肝动脉插管化疗 + 栓塞

B. 免疫治疗

C. 全身化疗

D. 手术治疗

E. 放射治疗

（38~43 题共用题干）

患者，女性，38 岁。发现左乳肿块 2 周，肿块位于左乳外上象限，大小为 3.0cm × 2.5cm，质中包块、固定，无疼痛及周围皮温升高，无乳头溢液。患者既往无特殊。遂行左乳癌改良根治术及腋窝淋巴结清扫术，术后病理检查结果为左乳浸润性导管癌，伴腋窝淋巴结 4/16 枚阳性，ER（+），PR（+），HER–2（3+），Ki67 指数 50%。

38. 按照病理结果，该患者的分子分型为（　）。

A. Luminal A 型

B. Luminal B 型（HER–2 阴性）

C. 三阴型/基底样型
D. HER-2 阳性型
E. Luminal B 型（HER-2 阳性）

39. 该患者的 TNM 及临床分期为（　）。
A. $T_2N_1M_0$，ⅡB 期
B. $T_2N_2M_0$，ⅢA 期
C. $T_2N_1M_0$，ⅢA 期
D. $T_2N_2M_0$，ⅡB 期
E. $T_1N_2M_0$，ⅢA 期

40. 下列关于该患者的术后治疗策略，说法错误的是（　）。
A. 该患者只需要辅助放化疗
B. 内分泌治疗能够在放疗结束后开始，也能够在放疗期间开始
C. 曲妥珠单抗靶向治疗和内分泌治疗能够同时进行
D. 放疗和曲妥珠单抗靶向治疗能够同时进行
E. 曲妥珠单抗靶向治疗能够在 AC-T 化疗时同步进行

41. 如果该患者病理报告初步结果 HER-2 免疫组化为（2+），后续如何处理是正确的（　）。
A. HER-2（2+）即为阳性，能够直接考虑使用曲妥珠单抗靶向治疗
B. 进行 HER-2 的 FISH 检测
C. 重新进行免疫组化检测
D. HER-2（2+）为阴性，无法使用曲妥珠单抗靶向治疗
E. 进行 HER-2 的 PCR 检测

42. 如果该患者在 AC 序贯 T 辅助化疗结束后 4 个月出现复发转移，后续哪些药物能够选择（　）。
A. 长春瑞滨
B. 紫杉醇
C. 卡培他滨
D. 表柔比星
E. 吉西他滨

43. 辅助化疗结束后第 4 个月，该患者出现全身多处疼痛，且出现双下肢乏力，骨扫描示多发骨转移，包括 T_{10}、T_{11} 和 $L_{1\sim2}$ 椎体，MRI 提示胸腰椎多发转移伴有轻度脊髓压迫，后续治疗正确的是（　）。
A. 给予唑来膦酸盐注射，每 4 周 1 次
B. 继续原方案全身化疗
C. 给予激素治疗
D. 患者卧床减少搬动
E. 胸腰椎转移处姑息放疗，尽量选择大分割、次数少的放疗方式

（44~45 题共用题干）

患者，女性，25 岁。产后 4 个月，阴道持续少量流血，近日伴咳嗽，咳血丝痰。查体：子宫正常大小、软，附件正常，血 hCG 值显著增高。

44. 首先考虑的原发性疾病为（　）。
A. 合体细胞性子宫内膜炎
B. 绒癌
C. 盆腔结核
D. 产后子宫复旧不良
E. 子宫肌瘤

45. 下一步的诊疗措施为（　）。
A. 诊刮
B. 放疗
C. 子宫切除
D. 化疗
E. 抗结核治疗

参考答案

一、单选题

1. D	2. B	3. E	4. A	5. A	6. A	7. E	8. C	9. D	10. C
11. C	12. C	13. C	14. A	15. B	16. E	17. D	18. E	19. D	20. E
21. C	22. A	23. A	24. B	25. B	26. A	27. D	28. B	29. C	30. E
31. E	32. C	33. D	34. D	35. B					

二、多选题

1. ACDE	2. ABCE	3. ABCD	4. BCD	5. CE
6. BC	7. ACD	8. ADE	9. ACDE	10. BCE
11. ABDE	12. ACD	13. ACDE	14. ADE	15. BCDE
16. ABCDE	17. ABDE	18. ABCDE	19. ABCE	20. BE

三、案例分析题

1. D	2. B	3. D	4. A	5. D
6. BD	7. E	8. C	9. D	10. ABCE
11. B	12. AE	13. C	14. E	15. ADE
16. ADE	17. D	18. A	19. E	20. ADE
21. CD	22. C	23. ABCDE	24. D	25. ABDE
26. E	27. ABCE	28. A	29. ACDE	30. A
31. B	32. C	33. E	34. B	35. E
36. C	37. A	38. E	39. B	40. AE
41. B	42. ACE	43. ACDE	44. B	45. D

高级卫生专业技术资格考试用书
肿瘤内科学模拟试卷（三）

中国协和医科大学出版社

模拟试卷（三）

一、单选题（以下每道考题有5个备选答案，请选择1个最佳答案）

1. 下列关于肿瘤免疫的叙述错误的是（ ）。
   A. 抗体在抗肿瘤中并不发挥主要作用
   B. 嗜酸性粒细胞参与抗肿瘤作用
   C. 细胞免疫是抗肿瘤免疫的主要机制
   D. NK细胞是抗肿瘤的第一道防线
   E. 静止和活化的巨噬细胞均能杀肿瘤细胞

2. 下列关于肿瘤侵袭与转移的分子生物学基础说法错误的是（ ）。
   A. 酶对细胞外基质的降解
   B. 上皮–间充质转化
   C. 肿瘤细胞浸润
   D. 肿瘤血管形成
   E. 肿瘤细胞之间同质型黏附力增高

3. 下列属于肿瘤流行病学研究最基本的方法是（ ）。
   A. 回顾性病例对照研究
   B. 描述流行病学研究
   C. 统计分析
   D. 队列研究
   E. 描述流行病学研究，分析流行病学研究，实验流行病学研究

4. 下列关于肿瘤免疫诊断的叙述，错误的是（ ）。
   A. 检测血清AFP抗原，协助诊断原发性肝细胞癌
   B. 检测CA19–9有助于B淋巴细胞瘤诊断
   C. 用放射免疫显像诊断肿瘤所在部位
   D. 检测抗EBV的抗体有助于鼻咽癌诊断
   E. 检测CEA有利于诊断直结肠癌

5. 下列关于恶性肿瘤特点的说法错误的是（ ）。
   A. 瘤细胞异型性明显
   B. 多呈侵袭性生长
   C. 生长迅速
   D. 不易转移和复发
   E. 以上都不是

6. 下列关于基因治疗的叙述不正确的是（ ）。
   A. 将抑癌基因导入到癌细胞内，可抑制癌细胞繁殖，促进其凋亡
   B. 采用RNA干扰技术靶向肿瘤相关micro RNA，可影响micro RNA的调节作用，达到治疗目的
   C. 将免疫基因导入肿瘤细胞，可增加肿瘤细胞抗原性，进而激活人体免疫系统杀死癌细胞
   D. 腺病毒载体介导的基因治疗由于不依赖受体介导而感染肿瘤细胞，目前广泛用于癌症的基因治疗研究
   E. 通过反义或RNA干扰技术，可抑制癌基因表达，进而抑制肿瘤生长和转移

7. 作为残存肿瘤标志，R1是（ ）。
   A. 切除区域淋巴结
   B. 显微镜下可见残存肿瘤
   C. 肉眼可见残存肿瘤

D. 无权残存癌
E. 对是否有残留癌无法估计

8. 下列抗癌药物不会严重抑制骨髓造血功能的是（　）。
A. 环磷酰胺
B. 柔红霉素
C. 阿糖胞苷
D. 多柔比星（阿霉素）
E. 博来霉素（争光霉素）

9.（　）是诊断恶性肿瘤最可靠的依据。
A. 出现转移现象
B. 出血坏死明显
C. 肿瘤边界不清
D. 切除后复发
E. 对机体危害大

10. 下列关于肿瘤生长分数（GF）说法正确的是（　）。
A. 恶性程度越高，生长越快的肿瘤一般 GF 较高，对化疗放疗反应差
B. 恶性程度越低，生长越慢的肿瘤一般 GF 较低，对化疗放疗反应差
C. 恶性程度越高，生长越快的肿瘤一般 GF 较低，对化疗放疗反应好
D. 恶性程度越低，生长越慢的肿瘤一般 GF 较低，对化疗放疗反应好
E. 与肿瘤的生长速度无关

11. 下列说法错误的是（　）。
A. 任何期别的恶性肿瘤都必须综合治疗
B. 术前临床分期是制定治疗方案的重要依据
C. 局部晚期癌瘤，可考虑辅助治疗
D. 恶性肿瘤术前一定要有病理诊断
E. 术后有残留癌或淋巴结转移者应做术后辅助治疗

12. 下列关于肺癌常规垂直摆位要求不正确的是（　）。
A. 将治疗床降到低度位，便于患者上床
B. 患者的头部位于机架一端
C. 患者侧卧位于治疗床
D. 将上衣脱掉需把照射野露出
E. 将治疗所用的固定装置及填充物准备好

13. X 射线检查时，肺癌肿块周围出现毛刺样或放射状改变，其原因是（　）。
A. 呈结节状
B. 呈外生性生长
C. 有局限性肺炎
D. 瘤呈浸润性生长
E. 气管周围肺组织实变

14. 下列分子靶向药中属于 EGFR 酪氨酸激酶抑制剂的是（　）。
A. 吉非替尼
B. 西妥昔单抗
C. 苏尼替尼
D. 索拉非尼
E. 伊马替尼

15. 下列关于肺腺癌的影像学典型表现描述错误的是（　）。
A. 多为周围型
B. 有时影像学随诊显示病生长缓慢
C. 胸膜牵拉征较鳞癌少见
D. 周围型病变常较小
E. 瘤周毛刺明显

16. 下列关于大肠癌治疗中说法错误的是（　）。
A. 5-FU 持续静脉滴注较推注有更好

疗效
B. FOLFOX 和 FOLFORI 均是晚期患者一线化疗方案
C. 草酸铂和西妥昔单抗联用能扭转草酸铂耐药性
D. FOLFOX 与 FOLFORI 比较神经毒性更明显，但腹泻明显低于后者
E. 生物靶向药物和化疗联合治疗晚期大肠癌患者中位生存期可超过 24 个月

17. 疑为十二指肠肿瘤的患者，首选的影像检查方法是（　）。
A. B 超
B. 十二指肠低张造影
C. CT
D. MRI
E. FIE

18. 下列最符合原发性肝细胞癌的是（　）。
A. 肝区痛显著
B. 肝肿大质硬
C. 肝扫描有占位性病变
D. 血清碱性磷酸酶增高
E. 甲胎蛋白持续阳性

19. 乳腺癌的乳腺 X 线摄影较少见的表现为（　）。
A. 边缘不规则，伴有毛刺的肿物
B. 成堆细砂粒样钙化
C. 血管增粗
D. 片状密度增高影
E. 皮肤增厚或局限性皮肤凹陷

20. 乳腺癌 TNM 分期中 T_2 肿瘤直径不大于（　）。
A. 3cm
B. 4cm
C. 5cm
D. 6cm
E. 7cm

21. 对于肾癌的治疗，下列方法错误的是（　）。
A. 手术治疗局限性肾癌仍是目前唯一能够达到根治目的的手段
B. 转移性肾癌，行为状态较好的患者可行姑息性肾切除术
C. 局限性肾癌术后的放疗或化疗可降低复发率，提高生存率
D. 局部浸润性肾癌仍以外科手术治疗为主，术后应辅以放疗、化疗、内分泌治疗、生物治疗
E. 局部浸润性肾癌术前放疗可提高手术切除率

22. 泌尿系统肿瘤中最常见的是（　）。
A. 膀胱肿瘤
B. 肾细胞癌
C. 肾盂肿瘤
D. 肾胚胎瘤
E. 输尿管肿瘤

23. 下列属于中、高度恶性非霍奇金淋巴瘤的标准化疗方案的是（　）。
A. MOPP 方案
B. DA 方案
C. COP 方案
D. CHOP 方案
E. M-BACOB 方案

24. 骨软骨瘤的临床表现下列说法正确的是（　）。
A. 肿瘤生长迅速
B. 局部疼痛并呈进行性加重
C. 局部肿胀，浅表静脉怒张

D. 多发于手的短管状骨
E. 常在无意中发现，偏离邻近骺板生长

25. 原发性恶性骨肿瘤的X线表现为（　）。
A. 边缘不清楚，骨质破坏，无骨膜反应
B. 边缘清楚，骨质破坏，骨膜反应显著
C. 边缘清楚，骨质增生，无骨膜反应
D. 边缘不清楚，骨质增生，无骨膜反应
E. 边缘不清楚，骨质破坏，骨膜反应显著

26. 儿童白血病以（　）发生率最高。
A. 急性T淋巴细胞白血病
B. 急性B淋巴细胞白血病
C. 急性早幼粒细胞白血病
D. 慢性粒细胞性白血病
E. 幼年型粒单细胞性白血病

27. 最常发生中枢神经系统白血病的是（　）。
A. 急性粒细胞性白血病
B. 急性单核细胞性白血病
C. 急性粒单核细胞性白血病
D. 急性淋巴细胞性白血病
E. 红白血病

28. 以下选项不属于乳腺癌早期诊断注意事项的是（　）。
A. 乳房局部隆起
B. 乳头溢液
C. 局部乳腺腺体增厚
D. 乳头糜烂
E. 局部皮肤内陷

29. 下列关于前列腺癌的临床表现错误的是（　）。
A. 多为激素依赖型
B. 确诊依靠经直肠超声检查
C. 转移灶可引起病理性骨折
D. 常从前列腺外周带发生
E. 后期可发展为非激素依赖型

30. Ⅲ期宫颈癌指的是（　）。
A. 癌肿扩散盆壁和/或累及阴道下1/3，导致肾盂积水或无功能肾
B. 癌灶超出宫颈，未达盆壁；累及阴道，未达阴道下1/3；无宫旁浸润
C. 癌灶超出宫颈，未达盆壁；累及阴道，未达阴道下1/3；有宫旁浸润
D. 肿瘤局限在宫颈（包括累及宫体）
E. 癌肿扩散盆壁和/或累及阴道下1/3，有宫旁浸润

31. 早期诊断子宫内膜癌最简便可靠的方法为（　）。
A. 阴道涂片细胞学检查
B. 宫腔镜直视法
C. 子宫腔冲洗细胞学检查
D. 分段诊刮术组织病理学检查
E. 腹腔镜检查

32. 下列关于骨巨细胞瘤，说法错误的是（　）。
A. 多发生发于20~40岁青壮年
B. 本肿瘤属潜在恶性
C. 膝关节两骨端及桡骨下端最常见
D. 病变多在骨干中段
E. 单纯刮除植骨可有复发，最好做广泛整块切除

33. 下列是确诊急性白血病主要指标的是（　）。
A. 外周血白细胞计数增高
B. 胸骨压痛
C. 骨髓中原始细胞大于30%
D. 肝脾淋巴结肿大

E. 贫血、出血及感染

34. 儿童最常见的中枢神经系统肿瘤为（　）。
A. 脊索瘤
B. 室管膜瘤
C. 颅咽管瘤
D. 胶质瘤
E. 髓母细胞瘤

35. 下列关于神经母细胞瘤说法错误的是（　）。
A. 1 岁以内的 I 期肿瘤暂不手术
B. 多数位于腹膜后
C. Ⅳ-S 期指有肝、骨髓及骨等广泛转移
D. 起源于神经嵴
E. 不同部位的神经母细胞瘤有其特有的症状和体征

二、多选题（以下每道考题有 5 个备选答案，每题至少有 2 个正确答案）

1. 癌的组织学特点包括（　）。
A. 有癌巢形成
B. 癌细胞弥散分布
C. 癌巢内癌细胞之间有网状纤维
D. 癌巢周围有网状纤维包绕
E. 癌巢与间质一般分界清楚

2. 下列属于肿瘤的基本特征的是（　）。
A. 保存了正常细胞的功能
B. 肿瘤细胞分化功能降低或丧失
C. 细胞的异常生长
D. 肿瘤是涉及遗传物质 DNA 结构和功能改变的疾病
E. 肿瘤细胞的恶性行为是通过细胞增殖传递给子代细胞的

3. 下列不符合 T 细胞杀伤肿瘤效应机制的是（　）。
A. CTL 与靶细胞接触产生脱颗粒作用，排出穿孔素插入靶细胞膜上，并使其形成通道
B. T 细胞杀伤活性约 2/3 来自于穿孔素途径，而 Fas/FasL 诱导凋亡约占 1/3
C. 活化的 CTL 通过 Fas/FasL 途径杀伤肿瘤需要协同刺激分子的辅助
D. CTL 释放颗粒酶、TNF、分泌性 ATP 等效应分子进入靶细胞，导致其死亡
E. T 细胞可以通过 ADCC 途径杀伤肿瘤

4. 导致肿瘤患者营养不良的因素有（　）。
A. 放疗引起营养障碍
B. 肿瘤产生物引起机体代谢紊乱
C. 肿瘤细胞迅速增长加速能量代谢
D. 手术加重营养障碍
E. 宿主对肿瘤的反应性产物引起代谢紊乱

5. 在晚期癌症患者中放疗的姑息治疗作用主要包括（　）。
A. 缓解肿瘤占位导致的消化道梗阻症状
B. 明显延长生存时间
C. 改善肿瘤压迫引起的神经症状
D. 缓解肿瘤占位引起的疼痛
E. 减少肿瘤相关出血

6. 下列符合肿瘤细胞的代谢特点的有（　）。
A. 核酸分解过程明显加快
B. 肿瘤迅速增长的物质基础是核酸增多
C. 蛋白质合成代谢超过分解代谢
D. 肿瘤组织主要以无氧糖酵解获取能量
E. 蛋白质合成及分解代谢都增强

7. 确定一种抑癌基因需符合的条件有（　）。
A. 该恶性肿瘤的相应正常组织中该基因必须正常表达
B. 该恶性肿瘤中这种基因应有功能失活

或结构改变

C. 可对细胞增殖产生调节作用

D. 此基因的异常可存在于全部人类肿瘤中

E. 将此基因的野生型导入基因异常的肿瘤细胞内，可部分或全部改变其恶性表型

8. 下列恶性肿瘤中，其临床分期采用TNM分期系统的有（　）。

A. 肺癌

B. 慢性淋巴细胞白血病

C. 多发性骨髓瘤

D. 鼻咽癌

E. 结肠癌

9. 神经元特异性烯醇化酶主要作为（　）的标志物。

A. 前列腺癌

B. 畸胎瘤

C. 神经母细胞瘤

D. 肝癌

E. 小细胞癌

10. 下列化疗药物较容易发生过敏反应的是（　）。

A. 美法仑

B. 博来霉素

C. 紫杉醇

D. 表柔比星

E. 左旋门冬酰胺酶

11. 下列关于颈部淋巴结说法正确的是（　）。

A. 颈静脉链淋巴结多发生于颈动脉内侧

B. 喉及下咽癌淋巴结转移常见不规则强化，内部坏死

C. 甲状腺乳头状癌淋巴结转移可出现囊变和钙化

D. 淋巴瘤淋巴结侵犯多表现为均匀强化，密度与肌肉相近

E. 鼻咽癌常伴咽后组淋巴结转移

12. 中、晚期下咽癌（$T_{3\sim4}N_1$）的治疗方案不正确的是（　）。

A. 单纯放疗

B. 单纯化疗

C. 放疗+手术综合治疗

D. 化疗+手术综合治疗

E. 单纯手术

13. 下列关于颈部淋巴结的描述正确的是（　）。

A. 气管食管沟淋巴结属第五区

B. 颏下区与颌下区淋巴结为第一区

C. 颌下区多为炎症反应性增生淋巴结

D. 颈部转移癌多见于颈深淋巴结

E. 颈部淋巴结可分为六个区

14. 用^{131}I治疗甲状腺癌不适宜的作法是（　）。

A. ^{131}I治疗前停服甲状腺素4~6周

B. ^{131}I治疗前可以高碘饮食

C. 不手术切除病灶，直接用^{131}I治疗

D. ^{131}I治疗前不停服甲状腺素

E. ^{131}I治疗前应禁食高碘食物及含碘药物至少1个月

15. 肺癌和支气管腺癌鉴别诊断正确的是（　）。

A. 支气管腺癌患者咯血更常见

B. 支气管腺癌女性发病率高

C. 支气管腺癌发病年龄轻

D. 不能明确者宜尽早做剖胸探查术

E. X线检查易鉴别

16. 肺癌在肺内的分布情况可见为（　）。

A. 两肺一样

B. 右肺多于左肺

C. 上叶多于下叶
D. 上叶少于下叶
E. 右肺少于左肺

17. 对肺癌进行严格分期主要是为了（ ）。
A. 指导制订合理的治疗方案
B. 是肺癌规范化治疗的前提
C. 便于医生对患者进行管理
D. 对预后可有个初步估计
E. 以上均是

18. 胰腺癌姑息性治疗主要要解决的问题是（ ）。
A. 解除黄疸
B. 解除肠梗阻
C. 放疗或化疗促使肿瘤缩小
D. 镇痛
E. 解除胃排空障碍

19. 关于大肠癌化疗类型正确的是（ ）。
A. 单一用药
B. 只能联合用药
C. 5-FU 联合非细胞毒药物
D. 单克隆抗体治疗
E. 5-FU 不可与细胞毒药物联合应用

20. 下面说法正确的是（ ）。
A. 幽门螺杆菌的感染主要与贲门或食管胃结合部的癌关系密切
B. 幽门螺杆菌的感染主要与胃体和胃窦的腺癌关系密切
C. 肥胖与贲门或食管胃结合部的癌发病有关
D. 食管胃结合处癌的恶性程度大于胃体、胃窦部癌
E. 胃体、胃窦部癌的恶性程度大于食管胃结合处癌

三、案例分析题（每个案例至少有 3 个提问，每个提问有多个备选答案，其中正确答案有 1 个或几个）

（1~6 题共用题干）

患者，女性，54 岁。查体发现左上肺占位。患者 5 天前常规查体胸片发现左上肺野外带靠近侧胸壁处有类球形高密度影，直径约 2cm，纵隔不宽，其他肺野未见结节影。进一步胸 CT 检查示左上肺结节 1. 8cm × 2cm，分叶状，有毛刺，无肿大纵隔淋巴结，余肺未见结节影。左乳缺如，呈术后改变。无咳嗽、咳痰、胸痛、发热、消瘦、乏力等症状。8 年前曾患乳腺癌，$T_1N_0M_0$，改良根治术后口服阿那曲唑（瑞宁得）5 年。既往否认高血压、心脏病、糖尿病、脑血管病、肝炎及其他传染病史。无烟酒嗜好。已绝经 6 年。体格检查：体温 36. 2℃，血压 120/70mmHg。一般情况良好，未及浅表淋巴结。右乳未触及结节。双肺呼吸音清，未闻啰音，心律齐，心率 70 次/分，未及瓣膜杂音。腹部平坦，无移动性浊音，未及异常包块，无压痛和反跳痛。脊柱四肢及神经系统检查未见异常。辅助检查：血尿便常规检查都正常；血生化：ALT 25U/L，AST 17U/L，TP 68g/dl，ALB 42g/L，Cr 62μmol/L，BUN 3. 6mmol/L；乙肝五项均阴性。

1. 为明确病变性质，以下方法中容易明确诊断的是（ ）。
A. 痰细胞学
B. 经皮肺穿刺
C. 支气管镜
D. 胸腔镜
E. 纵隔镜

2. 患者经皮肺穿刺活检，病理示腺癌，需

进一步免疫组化鉴别肺原发或乳腺癌肺转移，应包括下列项目中的（ ）。
A. CD20
B. CD56（+）
C. TTF-1、CK7、NapsinA
D. Her-2
E. ER、PR

3. 免疫组化结果 TTF-1（+）、CK7（+）、NapsinA（+）、ER（-）、PR（-）提示肺原发腺癌。下一步分期检查有（ ）。
A. 骨扫描
B. 钼靶照相
C. 腹部 CT 或 B 超
D. 鼻咽 CT
E. 脑 MRI

4. 腹部 CT 检查发现左肾上腺占位 2cm × 1cm，考虑为腺瘤。骨扫描（-），脑 MRI（-）。遂行左肺上叶切除 + 纵隔淋巴结清扫术。术后病理报告：左上肺低分化腺癌，肿瘤大小 2cm × 2cm，累及脏层胸膜，未见淋巴结转移（0/21），切缘净。该患者临床分期是（ ）。
A. ⅠA 期
B. ⅡA 期
C. ⅠB 期
D. ⅡB 期
E. Ⅲ期

5. 该患者术后治疗应采用的模式为（ ）。
A. 术后辅助化疗
B. 定期观察 + 免疫治疗
C. 定期观察
D. 术后辅助化疗 + 辅助放疗
E. 术后辅助放疗

6. 患者术后采用了术后化疗（紫杉醇/卡铂方案 4 个周期），以后定期复查。但术后半年复查胸腹 CT 提示左肾上腺结节比之前明显增大，伴强化，考虑转移。这时应建议该患者进行（ ）基因突变检测。
A. BRAF
B. K-RAS
C. EML4-ALK
D. Her-2
E. EGFR

（7～10 题共用题干）

患者，男性，64 岁。有结核病接触史，吸烟 30 余年，无自觉症状。体检时胸片发现左上肺于第 2 前肋间近外侧胸壁处有直径约 3cm 的肿块阴影，边缘较模糊，痰液检查未发现癌细胞，亦未找到抗酸杆菌，纤维支气管镜检查阴性。

7. 为明确诊断，下列把握性最大的检查是（ ）。
A. 纤维支气管镜下刷检和灌洗
B. MRI
C. 重复痰液细胞学检查
D. 胸部 CT
E. 经胸壁穿刺活检

8. 下列哪项不是 CT 引导下经皮肺穿刺活检术的禁忌证（ ）。
A. 肺部肿瘤小于 3cm
B. 有凝血机制障碍者
C. 患者不能配合或有控制不住的剧烈咳嗽
D. 肺功能差，严重肺气肿等肺部疾病
E. 肿瘤靠近肺部大血管，穿刺出血风险极大

9. 由于设备条件的原因，患者的诊断仍未能最后确定，建议采取的最好治疗选择是（ ）。
A. 抗结核治疗

B. 抗肿瘤放疗
C. 胸腔镜探查术或剖胸探查手术
D. 随诊观察，定期复查
E. 密切观察

10. 若该患者术后病理报告为小细胞肺癌，关于 SCLC 放疗的正确说法是（　）。
A. 同步放化疗时，放疗的时间宜在化疗开始后 6 周内
B. 目前的研究证据不支持预防性全脑放疗
C. 预防性全脑放疗（PCI）的放射剂量是 2500cGy/10F
D. 局限期 SCLC 多提倡加速超分割治疗
E. 预防性全脑放疗（PCI）的最佳时间是化疗 CR 后

（11~18 题共用题干）

患者，男性，74 岁。因“右下腹及脐周隐痛 1 年”入院，伴消瘦，近 2 个月来常有低热。体格检查：生命体征稳定，发现右下腹可触及一 6cm × 4cm 大小的包块、较硬，尚可推动，压痛，锁骨上及腹股沟区未触及肿大淋巴结。胸部 X 线片未见显著异常。纤维结肠镜见升结肠处新生物，活检病理报告为腺癌。

11. 该患者下一步检查为（　）。
A. 心脏彩超
B. 上腹部 CT
C. 骨 ECT
D. 胸部 CT
E. 凝血常规

12. 该患者手术的范围应包括（　）。
A. 右半横结肠
B. 左半横结肠
C. 盲肠
D. 升结肠
E. 长 15~20cm 的回肠末段

13. 如术后病理报告为结肠腺癌侵及浆膜层，肠系膜淋巴结 16 枚均为阴性，则其分期为（　）。
A. Duke’s D
B. $T_3N_0M_0$
C. Duke’s A
D. Duke’s C
E. Duke’s B

14. 该患者的治疗原则为（　）。
A. 不做任何治疗
B. 热疗
C. 局部放疗
D. 辅助化疗
E. 最佳支持治疗

15. 化疗的药物可选用（　）。
A. 奥沙利铂
B. 亚叶酸钙
C. 5-FU
D. CPT-11
E. 长培他滨

16. 该患者 FOLFOX4 方案化疗 12 周期后 19 个月出现肝多发转移，此时治疗原则是（　）。
A. 手术治疗
B. 放疗
C. 化疗
D. 中草药治疗
E. 介入治疗

17. 可选用的药物有（　）。
A. 5-FU
B. 奥沙利铂
C. 顺铂
D. 卡培他滨
E. CPT-11

18. 该患者行 FOLFIRI 方案化疗 6 周期后肝脏转移灶显著缩小且单个存在，此时治疗可选择（　）。
A. 立体定向放疗
B. 继续原方案化疗
C. 介入治疗
D. 不做任何治疗
E. 手术治疗

（19~22 题共用题干）

患者，女性，57 岁。因“进行性吞咽困难 4 个月”就诊入院，经食管镜检查示食管中段 6cm 长之管腔狭窄，黏膜中断，病理报告为食管高分化鳞状细胞癌，侵及黏膜下层，上纵隔食管旁淋巴结 0/4，隆突下淋巴结 0/5，胃周围淋巴结 0/3。查体：锁骨上无肿大淋巴结，无声嘶。

19. 手术治疗时食管重建的术式可选择（　）。
A. 结肠代食管术
B. 主动脉弓下食管胃吻合术
C. 空肠代食管术
D. 主动脉弓上食管胃吻合术
E. 食管胃转流吻合术

20. 如果术中不能切除肿瘤，不应选择的短路吻合术是（　）。
A. 食管结肠转流吻合术
B. 食管旷置术
C. 胃造瘘术
D. 食管腔内置管术
E. 食管胃转流吻合术

21. 该患者手术后 1 周体温升高达 39℃以上，单纯退热药不易控制，脉搏、心率加快伴胸痛、胸闷、呼吸困难。听诊术侧呼吸音减弱，叩诊局部浊音，胸腔穿刺可抽出气体及浑浊酸臭的稀薄脓液。对该患者目前情况的正确判断是（　）。
A. 胸膜腔感染
B. 反流性食管炎
C. 肿瘤转移
D. 吻合口瘘
E. 术后肺不张或肺部感染

22. 如果该患者接受了二野术式治疗，术后病理诊断为高分化鳞癌侵及食管全层，纵隔 1/7 淋巴结转移。该患者下一步治疗措施为（　）。
A. 局部放疗
B. 化疗
C. 中药辅助治疗
D. 密切观察随访
E. 分子靶向药物治疗

（23~24 题共用题干）

患者，女性，54 岁。无意间发现左乳外上象限大小为 1.0cm×1.5cm 质中包块，无疼痛及周围皮温增高现象。患者既往有乳腺增生病史 8 年。行左乳癌改良根治术及腋窝淋巴结清扫术，病理检查结果提示为左乳浸润性导管癌，13 枚腋窝淋巴结中 4 枚阳性，ER（++），PR（++），Her-2/neu（+++）。

23. 该患者尚未绝经，如果采用内分泌治疗，应首先采用（　）。
A. 来曲唑
B. 阿那曲唑
C. 甲地孕酮
D. TAM
E. 雄激素

24. 与乳腺癌不良预后有关的因素包括（　）。
A. Her-2 过度表达
B. 肿块大小
C. 绝经状况
D. 淋巴结状况

E. 患者年龄

(25~28 题共用题干)

患者，女性，47 岁。因“腹胀 1 个月”就诊。行腹盆 CT 检查示：①双附件囊实性肿物，左侧约 8cm × 5cm，右侧约 9cm × 6cm，考虑恶性，卵巢来源可能性大，原发恶性肿瘤（囊腺癌?）可能大，不除外转移的可能。胃窦壁略增厚。②大网膜显著增厚，腹膜增厚，考虑种植转移，伴中量腹水。③双髂血管旁淋巴结肿大，大者约 2.0cm × 1.2cm，CA125 700.2U/ml，CA19-9 56U/ml，CEA 正常。腹水细胞学找到癌细胞。有乙肝史。体格检查：血压 118/74mmHg，心率 116 次/分，呼吸 18 次/分，体温 36.7℃，身高 157cm，体重 62kg。一般情况：发育正常，营养中等，神志清，自动体位，查体合作。腹水征（+）。妇科检查：子宫中位常大，双附件可及囊实性肿物，左侧直径约 8cm，右侧直径约 9cm，子宫直肠窝可及肿物，未固定。胃肠镜检查未见恶性证据。

25. 根据上述病史、检查，临床诊断可考虑为（　）。
A. 胃癌
B. 卵巢恶性肿瘤
C. 结肠癌
D. 原发腹膜癌
E. 子宫恶性肿瘤

26. 首先应考虑的治疗方案为（　）。
A. 初始手术 + 术后化疗
B. 放腹水，营养支持
C. 新辅助化疗 + 手术
D. 化疗
E. 生物免疫治疗

27. 术后未见肉眼残存肿瘤，术后病理：双卵巢中分化浆液性乳头状囊腺癌，累及盆腔腹膜、直肠窝结节、大网膜，淋巴结转移癌（5/20），术后病理分期为（　）。
A. ⅡA 期
B. ⅡB 期
C. ⅢB 期
D. ⅢC 期
E. Ⅳ期

28. 术后化疗可采用的治疗方案为（　）。
A. 吉西他滨 + 卡铂
B. 紫杉特尔 + 卡铂
C. 紫杉醇 + 卡铂 + 西妥昔单抗
D. 剂量密集紫杉醇（周疗）/卡铂
E. 紫杉醇/卡铂三周疗法

(29~32 题共用题干)

患者，女性，47 岁。右上腹疼痛半年，加重伴上腹部包块 1 个月，伴腹胀、食欲减退、恶心，无呕吐、腹泻，大小便正常，体重下降 5kg。既往有乙肝病史多年。查体：T 36.7℃，P 78 次/分，R 18 次/分，BP 110/70mmHg，全身皮肤无黄染，巩膜轻度黄染。腹平软，右上腹饱满，右上腹压痛，无肌紧张，肝脏肿大肋下 5cm，边缘钝，质韧，有触痛，脾未及，腹部叩诊鼓音，无移动性浊音，肝上界叩诊在第 5 肋间，肝区叩痛，听诊肠鸣音 8 次/分。辅助检查：Hb 89g/L，WBC 5.6 × 10^9/L，ALT 84U/L，AST 78U/L，FBIL 30μmol/L，DBIL 10μmol/L，ALP 188U/L，GGT 64U/L，AFP 880ng/ml，CEA 24mg/ml。B 超检查：肝右叶实质性占位性病变 8cm，肝内外胆管不扩张。

29. 对于该患者的初步诊断是（　）。
A. 肝囊肿
B. 转移性肝癌
C. 胰腺癌
D. 肝血管瘤

E. 原发性肝癌

30. 若需要明确该患者的组织类型，必需进行的检查项目是（　）。
A. 肝穿刺活检
B. MRI
C. CT
D. 消化道造影
E. ERCP

31. 若排除远处转移，最积极的治疗手段为（　）。
A. 化疗
B. 放疗
C. 肝癌根治术
D. 介入
E. 射频

32. 若术后复查发现肝左叶约 3cm 肿块，AFP 持续升高，无远处转移，肝功能基本正常，患者拒绝手术，最合适的治疗是（　）。
A. 化疗
B. 全肝照射
C. 中药治疗
D. 肝左叶肿块 X 刀治疗
E. 干扰素

（33~36 题共用题干）

患者，女性，70 岁。因“卵巢癌术后化疗后 2 年发现盆腔包块 1 周”就诊。患者曾因“腹胀，发现盆腔包块 1 周”拟诊“卵巢癌”行“全子宫双附件大网膜切除 + 盆腔淋巴结清扫术 + 盆腹腔减瘤术”。术中见：淡黄色腹水 1000ml，肝脾膈表面光滑，大网膜多发结节，大者直径约 3cm，子宫萎缩，双附件表面均可见菜花样结节，左侧约 5cm × 3cm，右侧约 6cm × 8cm，粘连于子宫后壁。子宫直肠窝腹膜略增厚。阑尾外观正常。术后无肉眼残存肿瘤。术后病理：卵巢低分化浆液性乳头状囊腺癌，累及大网膜、子宫直肠窝腹膜等。淋巴结未见转移癌 0/30。手术病理分期为ⅢC 期。术后行紫杉醇 + 卡铂化疗 6 周期。此后定期复查，2 年复查时 B 超提示阴道残端实性结节，直径约 5cm，考虑复发。浅表淋巴结未触及肿大，心肺（-），腹水征（-），腹部查体未及包块。妇科检查：外阴、阴道（-），残端光滑，残端左上方可及实性不规则包块，约 5cm × 4cm × 4cm，边界欠清，活动稍受限。肛诊（-）。CA125 702U/ml。盆腔 B 超提示阴道残端实性结节，直径约 5cm，考虑复发。

33. 该患者为明确诊断需要进行的检查是（　）。
A. 宫颈细胞学检查
B. 阴道镜检查
C. 胸部正侧位片
D. 肠镜检查
E. 盆腹腔 CT

34. 患者进一步检查胸片结果未见明显异常。腹盆 CT：①子宫双附件缺如，残端左上方软组织影，约 5cm × 3cm，考虑为转移。②肝、脾、双肾未见明显异常。③盆腔及腹膜后未见明显肿大淋巴结。腹盆腔未见积液。扫描范围内双肺未见占位。患者下一步首选治疗为（　）。
A. 生物治疗
B. 化疗
C. 放疗
D. 手术
E. 靶向治疗

35. 患者行再次手术后切除阴道残端肿瘤，无肉眼残存肿瘤。病理证实为卵巢癌复发。患者术后体质等恢复后拟开始化疗，可选择的化疗方案为（　）。

A. 紫杉醇 + 卡铂
B. 脂质体多柔比星 + 卡铂
C. 多西紫杉醇 + 卡铂
D. 紫杉醇周疗
E. 吉西他滨 + 卡铂

36. 如果经济状况允许，患者是否可以联合应用靶向治疗药物，如可以，则考虑的靶向药物是（　）。

A. 不可以
B. 可以，曲妥珠单抗
C. 可以，吉非替尼
D. 可以，索拉非尼
E. 可以，贝伐珠单抗

（37~39 题共用题干）

患者，女性，50 岁。白带增多 1 年，偶尔呈粉红色，近 2 个月有性交出血，月经尚规则。妇科检查可见宫颈中度糜烂，子宫正常大小，质软、双侧附件无异常所见。阴道镜下活检示癌细胞已突破基膜 5mm，有淋巴管被侵袭及病灶融合现象。

37. 该患者的临床分期为（　）。

A. 宫颈原位癌
B. 宫颈癌ⅠA 期
C. 宫颈癌ⅡA 期
D. 宫颈癌ⅠB 期
E. 宫颈癌ⅡB 期

38. 首选治疗方案为（　）。

A. 宫颈锥切术
B. 放射治疗
C. 热疗
D. 子宫次全切
E. 广泛性子宫切除术加盆腔淋巴结清除术

39. 该患者放疗后，下列属于放射治疗的远期并发症的有（　）。

A. 放射性直肠炎
B. 输尿管狭窄
C. 下肢淋巴水肿
D. 股骨颈骨折
E. 膀胱挛缩

（40~45 题共用题干）

患者，女性，35 岁。因“发现颈部包块伴乏力、消瘦 2 月余”入院。患者于 2 个月前无意中发现右颈包块，约 2cm × 2cm 大小，伴四肢无力，身体消瘦，2 个月来上述症状逐渐加重，体重下降 5kg，为求进一步诊治入院。查体：T 37.6℃，一般情况差，ECOG 2 级，形体消瘦，体重 50kg，双颈可触及多个肿大淋巴结，最大者约 3cm × 3cm，表面红肿，压之部分有疼痛感，心肺未见异常，肝脾不大，双上肢手指肿胀，双下肢无水肿。实验室检查显示：血常规、肝肾功能正常，LDH 显著升高，达 1202mmol/L，胸部 X 线片、肝脾 B 超检查未见异常；骨髓涂片示三系增生且未见异常细胞。右颈淋巴结活检病理：外周 T 细胞性淋巴瘤（非特异型）。

40. 为明确诊断分期，还需完善的检查有（　）。

A. 腹部 CT
B. 头部 MRI
C. 胸部 CT
D. 盆腔 CT
E. 骨扫描

41. 如果患者胸部 CT 检查发现纵隔大肿块，腹部、盆腔 CT 检查都无异常，患者诊断分期应属于（　）。

A. ⅠA 期
B. ⅠB 期
C. ⅡA 期

D. ⅡB 期

E. Ⅲ期

42. 患者的治疗方法可用（　）。

A. 化疗

B. 手术

C. 利妥昔单抗分子靶向治疗

D. 纵隔颈部放疗

E. 支持治疗

43. 化疗方案包括（　）。

A. ABVD

B. BACOP

C. CHOP

D. MOPP

E. EPOCH

44. 如果治疗前患者突发呼吸困难，有显著上腔静脉压迫综合征表现时，可采取的措施有（　）。

A. 利尿

B. 激素

C. 化疗

D. 纵隔放疗

E. 吸氧

45. 如果患者 CHOP 方案化疗 2 周期后，病情改善不显著，应考虑（　）。

A. 手术

B. 放弃放化疗

C. 继续原方案化疗 2 周期

D. 放疗

E. 更改化疗方案

参考答案

一、单选题

1. E	2. E	3. E	4. B	5. D	6. D	7. B	8. E	9. A	10. B
11. A	12. C	13. D	14. A	15. C	16. C	17. B	18. E	19. D	20. C
21. D	22. A	23. D	24. E	25. E	26. B	27. D	28. A	29. B	30. A
31. D	32. D	33. C	34. E	35. C					

二、多选题

1. ADE	2. BCDE	3. CE	4. ABCDE	5. ACDE
6. ABCDE	7. ABE	8. ADE	9. CE	10. BCE
11. BCDE	12. ABDE	13. BCDE	14. BCD	15. BCD
16. BC	17. ABD	18. ABDE	19. ACD	20. BCD

三、案例分析题

1. BD	2. CDE	3. ACE	4. C	5. A
6. CE	7. E	8. A	9. C	10. ABCDE
11. BCDE	12. ACDE	13. BE	14. D	15. ABCDE
16. C	17. DE	18. ACE	19. D	20. B
21. D	22. A	23. D	24. ABDE	25. B
26. A	27. D	28. BDE	29. E	30. A
31. C	32. D	33. CE	34. D	35. ABCE
36. E	37. D	38. BE	39. ABCDE	40. ACD
41. D	42. ADE	43. BCE	44. ABCDE	45. DE

高级卫生专业技术资格考试用书
肿瘤内科学模拟试卷（四）

中国协和医科大学出版社

模拟试卷（四）

一、单选题（以下每道考题有 5 个备选答案，请选择 1 个最佳答案）

1. “分子警察”是指（　）。
   A. EIB
   B. 野生型 p53
   C. Bax
   D. Fas
   E. p53

2. 下列关于凋亡小体的叙述，正确的是（　）。
   A. 电镜下典型的凋亡小体由透亮的空泡和不透亮的浓密的核碎片两部分组成
   B. 凋亡小体形成后只能被巨噬细胞吞噬、消化
   C. 凋亡小体完全由固缩的核染色质组成
   D. 凋亡小体完全由细胞质组成
   E. 凋亡小体只有在电子显微镜下才能观察到

3. 肿瘤细胞的生长分数主要是指（　）。
   A. 肿瘤细胞群体中处于合成前期细胞的比例
   B. 肿瘤细胞群体中处于合成前、后期的细胞的比例
   C. 肿瘤细胞群体中处于复制阶段细胞的比例
   D. 肿瘤细胞群体中处于合成期细胞的比例
   E. 肿瘤细胞群体中处于有丝分裂期的细胞的比例

4. 恶性肿瘤细胞组织学的改变是（　）。
   A. 细胞异型性显著
   B. 细胞核大
   C. 核仁明显
   D. 细胞质呈嗜碱性
   E. 可见核分裂象

5. 下列关于肿瘤免疫治疗疗效评价标准的叙述错误的是（　）。
   A. irRC 要求以不少于 4 周的两个间隔时间点对总肿瘤负荷与基线肿瘤进行比较
   B. 在两个观察点中，与基线肿瘤相比肿瘤负荷降低≥50% 被认为是 irPR
   C. 在两个观察点均未检测到肿瘤病灶被认为是 irCR
   D. 不符合 irCR 和 irPR 的标准，且未出现 irPD 被认为是 irSD
   E. 与基线肿瘤负荷相比增加≥35% 被认为是 irPD

6. 对恶性肿瘤患者采取综合治疗最主要的根据是（　）。
   A. 恶性肿瘤是一种全身性疾病
   B. 有多种抗肿瘤方法可供选用
   C. 肿瘤细胞动力学需要
   D. 根据患者要求
   E. 综合治疗主要用于晚期恶性肿瘤

7. 鼻咽癌侵及破裂孔、岩骨尖后继续往前外卵圆孔和海绵窦发展，首先受累的是（　）。
   A. 滑车神经
   B. 三叉神经

C. 动眼神经
D. 视神经
E. 展神经

8. 早期下咽癌一旦发生颈淋巴结转移（$T_1N_1M_0$），治疗方案可选用（　）。
A. 原发灶与颈淋巴结手术+术后放疗
B. 原发灶手术，颈淋巴结根治性放疗
C. 原发灶根治性放疗、颈淋巴结放疗或放疗+手术
D. 原发灶与颈淋巴结根治性手术
E. 原发灶与颈淋巴结根治性放疗

9. 在我国，（　）占女性头颈部恶性肿瘤发病首位。
A. 甲状腺癌
B. 喉癌
C. 口腔癌
D. 鼻咽癌
E. 上颌窦癌

10. 下列头颈部恶性肿瘤中治疗效果最差的是（　）。
A. 甲状腺癌
B. 腮腺癌
C. 喉癌
D. 下咽癌
E. 鼻咽癌

11. 周围型肺癌的间接征象为（　）。
A. 淡薄的球形影
B. 淡薄的小片状阴影
C. 毛刺征
D. 远端节段性肺炎或肺不张
E. 分叶征

12. 小细胞肺癌局限期病变不包括（　）。
A. 同侧纵隔淋巴结转移
B. 同侧锁骨上淋巴结转移
C. 少量胸腔积液
D. 同侧膈肌侵犯
E. 轻度上腔静脉压迫综合征

13. Dukes C 期指的是（　）。
A. 癌位于上皮内或侵犯固有层，无淋巴结转移
B. 癌侵及浆膜或肠外邻近组织，无淋巴结转移
C. 癌未穿出肌层，无淋巴结转移
D. 有远处转移
E. 有区域淋巴结转移，无远处转移

14. 关于胰腺癌，下列叙述错误的是（　）。
A. 胰头癌占 2/3，以滤泡细胞癌最常见
B. 胰腺癌较早出现血液、淋巴结转移，播散至肺、腹膜、肝、局部淋巴结
C. 胰腺癌进展快，病程短，中位生存期为 6 个月
D. 早期手术治疗+术后辅助治疗，不能手术的局部晚期可考虑同步放化疗
E. 晚期根据患者身体情况选择化疗或最佳支持治疗

15. 下列关于原发性肝癌的临床特点叙述不正确的是（　）。
A. 肿块增长迅速，肝包膜被牵拉引起疼痛
B. 门脉内癌栓可导致门脉高压
C. 肿瘤生长缓慢，无痛
D. 癌块累及肝门胆管引起黄疸
E. 门脉外癌栓能产生血管杂音

16. 浸润型结肠癌高发于（　）。
A. 右侧结肠
B. 中结肠

C. 左侧结肠
D. 乙状结肠
E. 均多发

17. 下列不属于乳腺癌发病危险因素的是（　）。
A. 月经初潮年龄小，绝经年龄晚
B. 未婚女性
C. 初次生育年龄小
D. 有乳腺癌家族史
E. 高脂肪膳食习惯

18. HER–2/neu 在乳腺癌中的表达通常与很多预后不好的因素有关，与 HER–2/neu 阳性表达一定有关的是（　）。
A. 常发生在比较年轻的患者
B. 常发生耐药
C. 高 S 期组分和核型
D. ERPR 常为阴性
E. 容易复发、转移

19. 有高雌激素或雄激素症状的一类卵巢癌是（　）。
A. 卵巢上皮癌
B. 继发性转移性癌
C. 生殖细胞肿瘤
D. 性索间质肿瘤
E. 以上均不是

20. 下列不符合外阴尖锐湿疣叙述的是（　）。
A. 鳞状上皮乳头状增生伴角化过度
B. 好发于外阴、肛周、阴道黏膜
C. 呈淡红色、乳头状、斑块状病变
D. 不累及子宫颈黏膜
E. 棘细胞层增生并形成空泡状细胞

21. 下列不符合绒毛膜癌叙述的是（　）。
A. 与葡萄胎有关
B. 与不全流产无关
C. 无胎盘绒毛样结构
D. 可产生绒毛膜促性腺激素
E. 转移癌比原发癌显著

22. （　）是诊断膀胱肿瘤最可靠的方法。
A. 尿脱落细胞学检查
B. 静脉肾盂造影
C. B 超
D. 膀胱镜检查及活检
E. CT

23. 多数睾丸肿瘤早期会发生淋巴转移，最早受累的是（　）。
A. 同侧腹股沟淋巴结
B. 盆腔淋巴结
C. 腹主动脉旁淋巴结
D. 邻近肾蒂淋巴结
E. 下腔静脉旁淋巴结

24. 通常认为，在精原细胞瘤中（　）。
A. 有 50% 的病例伴有 AFP 升高
B. 不应伴有血清 hCG 升高
C. 有 50% 的病例伴有 hCG 升高
D. 不应伴有血清 AFP 升高
E. 血清 AFP、hCG 与病理类型无显著关系

25. 下列关于睾丸肿瘤，叙述错误的是（　）。
A. 主要通过淋巴转移
B. 可引起早期男性乳房增生
C. 发病率较阴茎癌高
D. 淋巴扩散是从腹膜后达肾蒂区的
E. 绒毛膜上皮癌是一种早期侵犯血管的癌

26. 关于淋巴瘤，下列叙述不正确的是（　）。
A. 肿瘤组织中成熟淋巴细胞大量增生

B. 早期有发热，贫血，恶病质
C. 分为霍奇金淋巴瘤和非霍奇金病淋巴瘤两大类
D. 是一组原发于淋巴结或其他淋巴组织的恶性肿瘤
E. 机体免疫缺陷与发病有关

27. 对于淋巴组织肿瘤，下列叙述错误的是（ ）。
A. 良性肿瘤称为淋巴瘤，恶性肿瘤称为恶性淋巴瘤
B. 来源细胞包括前体淋巴细胞和成熟淋巴细胞
C. 分为霍奇金淋巴瘤和非霍奇金淋巴瘤
D. 包括淋巴瘤、淋巴细胞白血病、毛细胞白血病、浆细胞肿瘤等
E. 来源于淋巴细胞的肿瘤

28. 霍奇金病最常见的转移方式为（ ）。
A. 沿淋巴路径向邻近淋巴结转移
B. 周围浸润
C. “跳跃式”不规则淋巴结转移
D. 血行转移
E. 种植

29. 早期预后不良型霍奇金淋巴瘤（伴巨大纵隔肿块）的最佳治疗方案是（ ）。
A. 扩大野单纯放疗
B. 4 周期化疗 + 受累野放疗
C. 4 周期化疗 + 扩大野放疗
D. 6 周期化疗 + 扩大野放疗
E. 6 周期化疗 + 受累野放疗

30. 下列关于软组织肉瘤的好发年龄分布，叙述错误的是（ ）。
A. 横纹肌肉瘤好发于儿童
B. 胚胎型横纹肌肉瘤多见于青少年头颈和眼眶
C. 滑膜肉瘤好发于中、青年人
D. 多形性横纹肌肉瘤好发于儿童躯干
E. 未分化多形性肉瘤、脂肪肉瘤、恶性周围神经鞘膜瘤和平滑肌肉瘤多见于中、老年人

31. 青少年罕见的骨肿瘤是（ ）。
A. 软骨母细胞瘤
B. 骨样骨瘤
C. 软骨肉瘤
D. 尤文肉瘤
E. 骨肉瘤

32. 下列不是骨肉瘤新辅助化疗意义的是（ ）。
A. 评估术前化疗的疗效，指导术后化疗
B. 提高保肢率，减少复发率
C. 提高生存率，延长生存时间
D. 避免手术
E. 可以早期进行全身治疗，以期消灭潜在的微小转移灶

33. 下列不属于早期皮肤恶性黑色素瘤皮损表现的是（ ）。
A. 颜色改变，尤其以蓝黑色、灰色、棕色和杂色最为重要
B. 表面不规则隆起、粗糙、脱屑和渗液等
C. 周边参差不齐，呈锯齿状
D. 可扪及明显增大、质硬、不规则肿块，压痛明显
E. 皮损迅速增大、持续瘙痒、结痂或出现卫星结节等

34. Clark 根据恶性黑色素瘤肿瘤浸润深度对病变进行了组织学分度，下列叙述不

正确的是（　）。

A. Ⅳ度为病变局限于网状层

B. Ⅱ度为病变累及至真皮乳头

C. Ⅴ度为病变达皮下组织

D. Ⅰ度为病变局限于表皮内

E. Ⅲ度为病变累及至真皮乳头与网状层交界处

35. 下列属于肾母细胞瘤临床特点的是（　）。

A. 血中肾素活性升高

B. 虚弱婴幼儿腹部有巨大包块

C. 有血尿、尿频、尿痛

D. 早期转移至颅骨和肝

E. 血中促红细胞生成素升高

二、多选题（以下每道考题有5个备选答案，每题至少有2个正确答案）

1. 下列关于上皮细胞钙黏蛋白（E-Cadherin），叙述错误的是（　）。

A. 用抗 E-CadherinMcAb 处理患肿瘤的小鼠，可延长其存活期

B. 在 Ca^{2+} 存在下可使上皮细胞选择性聚集

C. 表达量高可形成肿瘤细胞的浸润和转移

D. 参与上皮细胞附着移动和分化

E. 促进炎症形成

2. 肿瘤细胞侵袭、转移的过程包括（　）。

A. 肿瘤细胞的耐药性

B. 血管形成与肿瘤细胞的趋化性

C. 肿瘤细胞的分离脱落

D. 肿瘤细胞的定位生长

E. 肿瘤细胞的锚定黏附

3. 制订某种肿瘤的筛查计划，需要满足的条件包括（　）。

A. 该肿瘤是当地主要的健康问题，危害严重

B. 对早期病变有行之有效的治疗手段

C. 具有合乎伦理、顺应性好、安全有效的筛查方法

D. 筛查、诊断及治疗的成本应符合成本效益原则

E. 该肿瘤的疾病自然史清楚，具有可识别的临床前期

4. 下列关于肿瘤分期重要性的叙述正确的是（　）。

A. 肿瘤的分期决定了可治愈患者的首选治疗方法

B. 肿瘤的分期决定着治疗的最终目的是根治性的还是姑息性的

C. 在肿瘤相关临床研究中，明确临床分期可以对肿瘤患者进行大体分类，保证组间病例的平衡

D. 正确的肿瘤分期无法准确判断预后以及评价疗效

E. 肿瘤分期需要进一步统一和完善，才能同时具有较强的有效性、可靠性和实用性

5. 肿瘤标志物在临床主要应用于（　）。

A. 肿瘤的诊断

B. 预后的监测

C. 手术的评估

D. 体质好坏的评估

E. 高危人群的筛选和普查

6. 下列属于^{131}碘治疗甲状腺癌禁忌证的是（　）。

A. 妊娠和哺乳期女性不愿停止妊娠和哺乳

B. 术后伤口愈合良好已拆线
C. 血白细胞计数在 3.0×10^9/L 以上
D. 甲癌术后伤口未愈合
E. 肝肾功能严重损害及一般情况较差

7. 下列关于局限期小细胞肺癌的治疗方法错误的是（　）。
A. 手术 + 术后化疗
B. 手术 + 化疗 + 中药治疗
C. 手术 + 术后放疗
D. 手术 + 放疗 + 化疗 + 免疫治疗
E. 术后不需要任何治疗

8. 胃幽门螺杆菌诱发胃癌的机制是（　）。
A. 尿素酶使胃液氨含量升高
B. 诱导细胞死亡
C. 毒性产物直接致癌
D. 引起基因突变
E. 感染时清除氧自由基的能力下降

9. 直肠癌根治术应遵循的原则为（　）。
A. 微创原则，提倡腹腔镜手术
B. 合理的淋巴结清扫
C. 尽可能保肛
D. TME
E. 足够充分的原发灶切除

10. 下列关于乳腺彩超的临床应用，叙述正确的是（　）。
A. 对致密型乳腺的显示优于乳腺 X 线摄影
B. 对乳腺内微小钙化的显示具有局限性
C. 是一种有辐射的检查方法
D. 能够显示乳腺肿瘤的血流情况
E. 是评估青春期、哺乳期女性乳腺的首选检查方法

11. HPV 亚型达 100 多种，其中与宫颈上皮内瘤样病变及宫颈癌的发生、发展密切相关的病毒有（　）。
A. HPV58
B. HPV42
C. HPV18
D. HPV16
E. HPV33
F. HPV6

12. 下列关于卵巢恶性肿瘤的预防，叙述正确的是（　）。
A. 30 岁以上女性应每年进行妇科普查，高危女性应半年检查一次
B. 盆腔肿块诊断不清或治疗无效者，应及早行腹腔镜检或剖腹探查
C. 静止期卵巢增大，应首先考虑卵巢肿瘤，尤其要排除卵巢恶性肿瘤
D. 高危女性宜用避孕套避孕，以减少卵巢癌的发生
E. 卵巢实性肿瘤或囊肿直径 > 5cm 者，应及时手术切除

13. 下列关于睾丸肿瘤叙述错误的是（　）。
A. 多数先转移至腹股沟淋巴结
B. 早期可发生淋巴结转移
C. 大多数精原细胞瘤患者 hCG 阳性
D. 睾丸肿瘤以非生殖细胞瘤为主
E. 睾丸肿瘤几乎都是恶性肿瘤

14. 下列关于前列腺癌的叙述正确的是（　）。
A. MRI 不能早期发现骨转移病灶
B. 前列腺癌常伴血清 PSA 升高
C. CT 和 MRI 对早期前列腺癌的诊断有很大价值
D. 有骨转移时，X 线平片可显示成骨性骨质破坏
E. 前列腺癌的确诊依靠经直肠前列腺穿刺活检

15. 下列不符合伯基特淋巴瘤特点的是（ ）。
A. 起源于淋巴结
B. 与 EB 病毒感染有关
C. 肿瘤由未分化 T 细胞构成
D. 肿瘤细胞多样性
E. 可形成星空状图像

16. 下列不符合淋巴细胞消减型霍奇金淋巴瘤特点的是（ ）。
A. 预后较好
B. 淋巴细胞显著减少
C. R–S 细胞少见
D. 多见于老年患者
E. 此型最多见

17. 软组织肉瘤预后相关因素有（ ）。
A. 病变大小
B. 病变部位
C. 足够范围足够剂量的照射
D. 病变分级
E. 适宜范围完全的外科切除

18. 下列符合乳腺外 Paget 病湿疹样癌病变特点的有（ ）。
A. 男女两性均可发病，以女性为多
B. 病程缓慢，按湿疹治疗无效
C. 表皮内有单个或呈巢状排列的 Paget 细胞
D. 可伴发真皮内侵袭性癌
E. 病变呈界限清楚的红色斑片或斑块，表面呈湿疹样、糜烂、渗出或结痂

19. 腹膜后三大肿瘤包括（ ）。
A. Wilms 瘤
B. 神经母细胞瘤
C. 腹膜后畸胎瘤
D. 横纹肌肉瘤
E. 肝母细胞瘤

20. 腹膜后脂肪肉瘤常见于（ ）。
A. 胰腺
B. 肾上腺
C. 肠系膜根部
D. 腹主动脉旁
E. 肾周围

三、案例分析题（每个案例至少有 3 个提问，每个提问有多个备选答案，其中正确答案有 1 个或几个）

（1~4 题共用题干）

患者，女性，57 岁。因“回吸性血涕 6 个月”入院。查体：双侧颈部多发肿大淋巴结，ECOG 评分 0 分，鼻咽 + 颈部 MRI 提示鼻咽肿瘤伴双侧颈部淋巴结转移，鼻咽镜行活检，病理提示未分化型非角化性癌，胸部 CT 提示双肺多发转移，上腹部增强 CT、骨 ECT 未见异常。

1. 对该患者首先需要选择的治疗方式为（ ）。
A. 放疗
B. 分子靶向治疗
C. 化疗
D. 手术
E. 同步放化疗
F. 生物治疗

2. 若对该患者进行一线化疗，可选择的化疗方案有（ ）。
A. FOLFOX
B. 吉西他滨 + DDP
C. 吉西他滨 + 诺维本

D. 多西他赛 + DDP
E. CHOP
F. DDP + 5–FU

3. 晚期鼻咽癌患者一线化疗方案中可联合使用的靶向药物有（　）。
A. 西妥昔单抗
B. 厄洛替尼
C. 利妥昔单抗
D. 曲妥珠单抗
E. 伊马替尼
F. 吉非替尼

4. 如晚期鼻咽癌患者耐受性尚可，且化疗有效，一般行（　）化疗后行局部放疗。
A. 3 周期
B. 4 周期
C. 5 周期
D. 6 周期
E. 7 周期
F. 8 周期

（5 ~9 题共用题干）

患者，女性，66 岁。发现颈前肿物 1 年。1 年前无意中发现下颈部前方一枚肿物，直径 1cm 大小，无其他伴随症状。肿物生长较迅速。近一个月出现吞咽不适。患病以来患者体重下降 3kg。查体：一般情况好。左下颈前可见一约 3cm × 3. 5cm 肿物，质地中等偏硬，随吞咽上下移动。无压痛，无红肿。未触及浅表淋巴结肿大。既往史：否认肝炎结核等传染病病史，否认高血压、否认冠心病、否认糖尿病等慢性疾病史。否认药物食物过敏史。

5. 甲状腺癌的超声检查表现包括（　）。
A. 血供差
B. 甲状腺内肿物
C. 血供丰富
D. 边界不清
E. 肿物内有弥散性细小钙化

6. 甲状腺癌的病理类型包括（　）。
A. Hurthle 细胞癌
B. 滤泡状癌
C. 髓样癌
D. 未分化癌
E. 乳头状癌

7. 超声检查及穿刺细胞学提示甲状腺癌，甲状腺髓样癌可能性大，其首选的治疗手段为（　）。
A. 诱导化疗 + 放疗
B. 手术 + 术后放疗
C. 激光治疗
D. 手术切除
E. 术前放疗 + 手术

8. 该患者术后病理为甲状腺髓样癌，术后半年即出现局部区域性复发的同时，也发现肺有多发转移，则合理的治疗方案为（　）。
A. 凡德他尼治疗
B. 单纯核素治疗
C. 贝伐珠单抗
D. 单纯放射治疗
E. 先行手术切除局部区域复发病灶，然后化疗治疗肺转移

9. 甲状腺髓样癌具有内分泌功能，分泌的激素有（　）。
A. 血管活性肠肽和 ACTH
B. CEA 和降钙素
C. 生长抑素
D. 前列腺素和嗜铬素 A
E. 5–羟色胺

(10~14 题共用题干)

患者，男性，60 岁。因咳嗽 3 年余入院。入院后胸部 CT 示：左上肺尖后段见一不规则肿块，大小约 16mm×28mm，边界尚清，边缘不光整，见短毛刺，与邻近胸膜牵拉，呈分叶状，增强扫描强化显著，部分层面紧贴左斜裂胸膜，考虑周围型肺癌可能性大。颅脑 MR 及骨 ECT 未见异常。纤维支气管镜显示左右主支气管都未见新生物。经完善术前检查后患者在全麻下行 VAST 辅助小切口左上肺叶切除术 + 纵隔淋巴结清扫术。术中见肿物位于左上肺尖后段，大小约 1.5cm×2cm×3cm，表面胸膜皱缩，肺裂发育尚可，胸腔内无胸腔积液，胸膜无结节，上纵隔、隆突下、肺门可见淋巴结肿大，直径 0.5~1cm。患者术后病理报告示：送检肺组织大小为 15cm×8cm×2cm，其中见周围型肿物大小为 4cm×3cm×2cm，灰白，质硬。镜检为肺中分化腺癌，侵及胸膜，但未浸出胸膜外。

10. 该患者目前的分期为（　）。
A. ⅠA 期
B. ⅡA 期
C. ⅢB 期
D. ⅡB 期
E. ⅠB 期

11. 患者术后未予任何治疗。1 年后复查胸部 CT 示：双肺多发结节，最大约 22mm×16mm，磨玻璃样改变，考虑转移。该患者可选择的治疗方案是（　）。
A. 吉西他滨 + 顺铂
B. 培美曲塞 + 顺铂
C. 多西他赛培美曲塞 + 顺铂
D. 长春瑞滨 + 顺铂
E. 紫杉醇 + 卡铂 + 贝伐单抗
F. 紫杉醇 + 卡铂

12. 采用吉西他滨 + 顺铂方案化疗 6 个疗程，2、4、6 疗程疗效评价均为 SD。定期随访 6 个月后，CT 复查双肺病灶比以前增大，并出现肝转移灶。患者行肺肿物 EGFR 基因检测示：EGFR 突变阳性。目前患者最佳的分子靶向治疗药物为（　）。
A. 拉帕替尼
B. 索拉非尼
C. 克唑替尼
D. 吉非替尼
E. 凡德他尼

13. 亚洲人 EGFR 基因突变率为（　）。
A. 10%~20%
B. 20%~30%
C. 30%~40%
D. 30%~50%
E. 70%~80%

14. 患者术后 2 年开始口服吉非替尼治疗，1 个月后复查 CT，疗效评价 PR，治疗 10 个月后患者咳嗽、气促加重。复查 CT 示：双肺病灶增多增大，胸腔积液，疗效评价 PD。患者行胸腔积液 EGFR 基因检测，发生耐药突变。导致 EGFR-TKI 最常见的获得性耐药机制为（　）。
A. T790M
B. MET 扩增
C. EMT
D. 转变为 SCLC
E. EGFR 下游信号蛋白非依赖性活化

(15~19 题共用题干)

患者，女性，73 岁。主诉回吸性涕血 2 月余。查体：锁骨上可触及肿大淋巴结，穿刺细胞学示“低分化鳞状细胞癌”。

15. 为明确原发灶部位，该患者首先应进行的检查是（　）。

A. 头颈部 MRI

B. 胸部 CT

C. 胃镜

D. 放射性核素扫描

E. 鼻咽镜 + 病理活检

16. 该患者行鼻咽镜检查发现右侧鼻咽部菜花样新生物，活检提示低分化鳞癌。为了明确该患者的临床分期，还应进行的检查有（　）。

A. 鼻咽部 + 颈部 MRI

B. 骨髓活检

C. 全身骨 ECT

D. 胸部 CT

E. 腹部彩超

17. 查体发现该患者有复视且右侧眼球外展障碍，据此，判断该患者病变累及部位为（　）。

A. 鼻腔

B. 上颌窦

C. 第 1 颈椎

D. 海绵窦

E. 咽旁间隙

18. 该患者放疗结束时复查 MRI 示鼻咽原发灶已控制，但颈部尚留有 <1cm 淋巴结一个，下一步最佳的治疗方案是（　）

A. 中药外敷

B. 立即手术

C. 后装放疗

D. 化疗

E. 密切观察

19. 该患者属于局部区域晚期鼻咽癌，目前推荐在放化疗期间使用的分子靶向治疗药物为（　）。

A. 盐酸厄洛替尼

B. 利妥昔单抗

C. 尼妥珠单抗

D. 西妥昔单抗

E. 伊马替尼

（20~24 题共用题干）

患者，男性，72 岁。食管癌术后 5 年余，声嘶 2 月余，饮水呛咳 5 天。5 年前无明显诱因出现进食哽噎感、胸骨后疼痛，以咽下粗糙食物时为甚。胃镜检查病理结果示（距中切牙齿约 28cm 处）食管鳞癌，中等分化。CT 检查示食管中下段占位，大小约 3.6cm × 3.9cm。纵隔多发肿大淋巴结。超声内镜示：在食管中段探及直径约 3.6cm 的占位性病变，肿瘤浸润至食管外膜。食管周围可探及 2 枚肿大淋巴结（形态圆形、短径长度 >10mm，回声均匀且中央为低回声，边界清楚），余未见显著异常，既往体健。神志清，精神可，全身皮肤黏膜未见黄染。未触及浅表淋巴结，左肋下可见一术后瘢痕，愈合良好。

20. 该患者的治疗方案为（　）。

A. 消融

B. EMR

C. 直接手术治疗

D. 单纯化疗

E. 新辅助放化疗

21. 患者按 DDP/PTX 方案行新辅助化疗 2 周期，并行同步放疗后复查，疗效评价为 PR。排除手术禁忌证后采取食管癌根治术，手术过程顺利。术后病理示食管中段中-低度分化鳞癌，肿瘤累及食管纤维膜，血管内见癌栓，淋巴结未见癌转移（0/12），上下切缘未见癌转移。术后恢复良好，状态正常。该患者病理分期为（　）。

A. ⅠA 期

B. ⅠB 期
C. ⅡA 期
D. ⅡB 期
E. ⅢA 期

22. 该患者术后治疗方案为（ ）。
A. 定期观察
B. 术后辅助化疗
C. 定期观察 + 免疫治疗
D. 术后辅助化疗 + 辅助放疗
E. 术后辅助放疗

23. 患者 2 个月前无明显诱因发生声音嘶哑，伴低热、咳嗽、咳白痰。5 天前无明显诱因出现饮水呛咳，进食浓稠半流食时无症状，伴低热、乏力。至当地医院查胸部 X 线片可见沿支气管分布的小片状炎症影，中下肺野较多。血常规示：WBC 11×10^9/L，Hb 86g/L，PLT 178×10^9/L，NE 77.3%。该患者本次入院初步诊断为（ ）。
A. 慢性咽炎
B. 中度贫血
C. 食管癌术后
D. 吞咽呛咳原因待查
E. 吸入性肺炎

24. 入院后查胃镜结果回示：距中切牙 25cm 处可见一直径 0.8cm 左右的瘘口。病理显示：（吻合口）鳞状细胞癌，中-低度分化。CT 检查结果回示：食管癌术后，食管中段占位，考虑复发；纵隔、左锁骨上多发肿大淋巴结，考虑转移。患者目前可考虑的治疗是（ ）。
A. 抗感染治疗
B. 经鼻胃管进食
C. 外科手术治疗
D. 支持治疗
E. 置入带膜支架以封堵瘘口

（25~29 题共用题干）

患者，男性，38 岁。上腹疼痛伴黑便半年，诊断为胃窦腺癌。术后病检提示：管状腺癌，侵及浆膜下层，淋巴结有 6 枚查见癌转移，断端阴性。其余辅助检查未发现异常。

25. 患者胃癌分期（AJCC/UICC）是（ ）。
A. $T_2N_1M_0$
B. $T_3N_2M_0$
C. $T_2N_2M_0$
D. $T_3N_1M_0$
E. $T_2N_3M_0$

26. 在该患者随访过程中，有意义的肿瘤标志物包括（ ）。
A. CEA
B. CA50
C. CA125
D. AFP
E. NSE

27. 该患者术后恢复良好，则术后开始辅助治疗的时间为（ ）。
A. 术后第 2 天
B. 术后 1~2 周
C. 术后 3 个月内
D. 术后 4~6 周
E. 术后 2~4 周

28. 该患者术后治疗包括（ ）。
A. 术后应给予腹膜腔化疗
B. 术后放疗的剂量为 45Gy
C. 术后应给予辅助性化疗
D. 术后应给予肿瘤疫苗治疗
E. 术后应给予同步放化疗

29. 该患者在术后辅助治疗完成1年后，常规复查时发现右肺单个转移灶，可采用的治疗方法为（　）。
A. 全身化疗
B. 右肺动脉灌注化疗
C. 转移灶放疗
D. 靶向治疗
E. 手术切除

（30~33题共用题干）

患者，男性，46岁。因呕吐2月余就诊。外院胃镜提示幽门部环周性病变，并幽门梗阻。活检病理报告为印戒细胞癌，Lauren分型为弥漫型。自述其父亲患胃癌去世。

30. 患者应进行的辅助检查有（　）。
A. 钡餐造影
B. 腹部增强CT
C. 盆腔增强CT或超声波检查
D. 胸部X线片
E. 病理切片会诊

31. 患者经上述检查，临床分期诊断为$T_4N_1M_0$。患者可选择的治疗方案为（　）。
A. 标准D2根治术
B. 新辅助放化疗
C. 新辅助化疗
D. 改良根治术（D1+7、8、9组淋巴结清除）
E. 局部切除术

32. 目前已知与家族性弥漫型胃癌致病相关基因的胚系突变是（　）。
A. p53
B. CDH1
C. BRAF
D. MET
E. KRAS

33. 女性还应警惕的有家族史倾向的肿瘤为（　）。
A. 肝癌
B. 肺癌
C. 乳腺癌
D. 结直肠癌
E. 黑色素瘤

（34~37题共用题干）

患者，女性，63岁，因右乳癌保乳术后1年，放化疗后腰痛2周入院。患者于1年前因触及右乳肿物，大小约1.0cm×1.0cm，质硬，固定，就诊当地医院。B超示：右乳癌。在当地医院予以右乳癌局部扩大切除+前哨淋巴结活检+低腋窝淋巴结清扫术。术后病理示：右乳浸润性导管癌，肿瘤大小为1.8cm×1.7cm×1.4cm，淋巴结未见转移0/13，免疫组化示：ER（-）、PR（-）、HER-2（-），Ki-67 15%~25%。术后行TAC方案化疗。因化疗中出现Ⅳ度骨髓抑制，仅行TAC 4周期化疗。化疗结束后予以放疗，之后回家休养。最近偶感咳嗽，伴腰痛不适，已绝经12年。右锁骨上、右腋窝可触及肿大淋巴结，大小约3cm×2cm。右乳可见一长约5cm的手术瘢痕。右下肢活动受限。

34. 为明确诊断，应行的检查为（　）。
A. 颈胸CT
B. 放射性核素骨扫描+颈胸CT
C. 右锁骨上淋巴结活检
D. PET-CT
E. 胸腹部CT+右锁骨上淋巴结活检+骨扫描

35. 颈胸CT示：双肺多发结节，双肺门、纵隔淋巴结转移。右锁骨上、右侧腋窝淋巴结增大，考虑转移。骨扫描示多发骨转移。右锁骨上、腋窝淋巴结活检穿刺病理示：见癌细胞。免疫组化示：ER（-）、PR（-）、HER-2（-）、Ki-67 20%~30%。该患者下一步的最佳治疗为（ ）。

A. 化疗+放疗+内分泌治疗

B. 化疗+二膦酸盐

C. 内分泌治疗+化疗

D. 化疗+二膦酸盐+曲妥珠单抗

E. 化疗+放疗+内分泌治疗+二膦酸盐

36. 患者行长春瑞滨联合卡培他滨化疗3周期，同时使用唑来膦酸每4周1次，自觉咳嗽无明显好转，腰痛加重。复查颈胸CT示：双肺多发小结节，双肺门、纵隔、右锁骨上、右侧腋窝淋巴结较前略增大。同化疗前比较，双肺结节较前增大增多。病情有进展，拟行化疗方案调整，最佳选择是（ ）。

A. 吉西他滨联合顺铂

B. AC-T 密集

C. TAC 方案

D. 多西他赛联合环磷酰胺

E. CMF 方案

37. 患者行吉西他滨联合顺铂化疗，2周期后复查疗效评价为“S”，4周期化疗后疗效评价为“PR”。但患者由于化疗后胃肠反应较大而停用。5个月后患者又感不适，复查提示出现肝转移。患者一般情况尚可。在化疗的基础上可给患者使用的药物为（ ）。

A. 曲妥珠单抗

B. 舒尼替尼

C. TDM-1

D. 帕妥珠单抗

E. 贝伐珠单抗

（38~41 题共用题干）

患者，女性，60岁。阴道不规则出血6个月，加重1周。患者绝经8年，半年前无显著诱因出现阴道排液，伴不规则出血，量不多，暗红色，无显著下腹痛。近1周阴道出血症状加重，就诊于当地医院。妇科检查：外阴（-），阴道畅，宫颈：4cm，宫颈口脱出3.5cm菜花样肿物，质脆，周围尚可见正常宫颈边缘。子宫中位，丰满。宫旁：右侧宫旁略增厚，弹性可，左侧宫旁软。肛诊未见异常。行B超检查提示：子宫增大，子宫内膜增厚约2.3cm，考虑恶性。双附件未见肿瘤。宫颈TCT检查发现ASCUS细胞，HPV检测阴性。

38. 下列疾病中，最有可能引起此患者阴道出血的是（ ）。

A. 宫颈癌

B. 葡萄胎

C. 卵巢肿瘤

D. 子宫肌瘤

E. 子宫恶性肿瘤

39. 首选治疗方案为（ ）。

A. 全子宫切除术+远距离体外放射治疗

B. 远距离体外放射治疗联合近距离腔内放射治疗+以铂类为基础的增敏化疗

C. 全子宫切除术+双附件切除术

D. 全身化疗+近距离腔内放射治疗

E. 广泛全子宫切除术+双附件切除术+盆腔淋巴结清扫术+腹主动脉旁淋巴结清扫术

40. 该患者术后病理分期为（ ）。

A. ⅠA 期

B. ⅠB 期

C. ⅡA 期

D. ⅠC 期

E. ⅡB 期

41. 该患者术后治疗方案为（　）。

A. 中药治疗

B. 放疗

C. 化疗

D. 激素治疗

E. 定期复查

（42~45 题共用题干）

患者，男性，57 岁。以左肾透明细胞癌术后 2 年，发现双肺转移半个月入院。患者 2 年前体检发现左肾肿物，行根治术。术后病理：左肾透明细胞癌。术后病理分期 $T_2N_0M_0$，Ⅱ期。术后未行其他治疗，定期复查。1 个月前胸片发现双肺多发结节考虑转移。4 年前自行戒烟，偶饮酒少量。

42. 该患者的治疗措施是（　）。

A. 分子靶向治疗

B. 放疗

C. 临床试验

D. 化疗

E. 细胞因子治疗

43.（　）是目前美国 FDA 批准的一线治疗晚期肾透明细胞癌的分子靶向药物。

A. 索拉非尼

B. 依维莫司

C. 替西罗莫司

D. 帕唑帕尼

E. 舒尼替尼

44. 舒尼替尼常见的不良反应为（　）。

A. 腹泻

B. 手足综合征

C. 呕吐

D. 疲劳/乏力

E. 黏膜炎/口腔炎

45. 舒尼替尼潜在的严重不良反应包括（　）。

A. 左心室射血功能障碍

B. 出血

C. QT 间期延长

D. 高血压

E. 动/静脉血栓

参考答案

一、单选题

1. B	2. A	3. C	4. A	5. E	6. A	7. E	8. A	9. A	10. D
11. D	12. D	13. E	14. A	15. E	16. C	17. E	18. A	19. D	20. D
21. B	22. D	23. D	24. D	25. C	26. A	27. A	28. A	29. E	30. D
31. C	32. D	33. D	34. A	35. B					

二、多选题

1. ACE	2. BCDE	3. ABCDE	4. ABCE	5. ABE
6. ADE	7. CD	8. ABCDE	9. BDE	10. ABDE
11. ACDE	12. ABCE	13. BE	14. BDE	15. ACD
16. ACE	17. CE	18. ABCDE	19. ABC	20. CE

三、案例分析题

1. C	2. BCDF	3. A	4. D	5. BCDE
6. ABCDE	7. D	8. A	9. ABCDE	10. E
11. ABCDEF	12. D	13. D	14. A	15. BE
16. ACDE	17. D	18. E	19. CD	20. E
21. D	22. B	23. BCDE	24. ABDE	25. D
26. AB	27. E	28. BE	29. ACE	30. BCDE
31. A	32. B	33. C	34. E	35. B
36. A	37. E	38. AE	39. C	40. D
41. DE	42. ACE	43. ACDE	44. ABCDE	45. ABCDE

高级卫生专业技术资格考试用书
肿瘤内科学模拟试卷（五）

中国协和医科大学出版社

模拟试卷（五）

一、单选题（以下每道考题有5个备选答案，请选择1个最佳答案）

1. 卵巢癌中对放射高度敏感的肿瘤是（　）。
   A. 无性细胞瘤
   B. 性索间质肿瘤
   C. 卵巢上皮癌
   D. 卵巢未成熟畸胎瘤
   E. 卵巢内胚窦瘤

2. 肉瘤和癌最主要的区别是（　）。
   A. 肿瘤内血管血供不同
   B. 发生的年龄不同
   C. 瘤细胞的多少不同
   D. 转移的途径不同
   E. 组织来源不同

3. 在恶性肿瘤患者的周围血液中查到恶性肿瘤细胞，说明（　）。
   A. 已是肿瘤晚期
   B. 并发白血病
   C. 已发生血行转移
   D. 即将发生转移
   E. 有可能发生转移，但不一定

4. 切除修复需以下几种酶或蛋白质的共同作用：①DNA 聚合酶、②DNA 连接酶、③核酸内切酶、④受损 DNA 识别蛋白。4 种酶的工作顺序是（　）。
   A. ④、③、②、①
   B. ④、③、①、②
   C. ③、④、①、②
   D. ③、④、②、①
   E. ②、③、①、④

5. 下列关于肿瘤细胞在组织化学方面变化的叙述正确的是（　）。
   A. 脱氧核糖核酸（DNA）含量减少
   B. 核糖核酸（RNA）含量增多
   C. 骨肉瘤细胞的碱性磷酸酶活性减弱
   D. 肝癌细胞的脱氢酶活性减弱
   E. 肺鳞状细胞癌细胞的脂酶活性随分化程度降低而增强

6. 下列关于氟尿嘧啶，叙述错误的是（　）。
   A. 略溶于水，可溶于稀盐酸和氢氧化钠溶液
   B. 应在制剂中加入亚硫酸氢钠作为抗氧化剂
   C. 可使溴水褪色
   D. 在酸性溶液中稳定，在碱性溶液中易水解
   E. 是治疗实体肿瘤的首选药物

7. （　）是诊断恶性肿瘤的最重要的形态学依据。
   A. 出现恶病质
   B. 肿块生长迅速
   C. 肿瘤组织出现坏死
   D. 出血
   E. 异型性

8. 癌症的三级预防是（　）。
   A. 尽可能提高治愈率、生存率和生存质量
   B. 早期发现、早期诊断、早期治疗
   C. 要求规范化的诊治方案
   D. 尽量提高治愈率

E. 对患者进行生理、心理等康复指导

9. 鼻咽癌患者出现软腭麻痹，提示肿瘤极有可能已侵犯（ ）。
A. 腭帆张肌、腭帆提肌
B. 副神经
C. 舌下神经
D. 翼内肌、翼外肌
E. 面神经

10. 鼻咽癌颅底骨破坏，海绵窦受侵时最易影响的脑神经是（ ）。
A. 视神经
B. 外展神经
C. 滑车神经
D. 动眼神经
E. 三叉神经

11. 鼻咽癌患者出现同侧咀嚼肌群萎缩，表明肿瘤（ ）。
A. 经棘孔侵入中颅窝
B. 经卵圆孔侵入中颅窝
C. 向外侵犯咀嚼肌
D. 经圆孔侵入中颅窝
E. 经破裂孔侵入中颅窝

12. 关于肺泡细胞癌影像学典型表现叙述错误的是（ ）。
A. 可表现为多个结节
B. 与其他粟粒性病变易区分
C. 可表现为肺段型
D. 有时影像表现似肺癌
E. 可表现为单个结节

13. 累及整个大叶呈肺炎样外观的肺癌类型是（ ）。
A. 细支气管肺泡细胞癌
B. 大细胞癌
C. 小细胞癌
D. 黏液癌
E. 低分化鳞状细胞癌

14. 预后最差的肺癌是（ ）。
A. 小细胞癌
B. 腺癌
C. 大细胞癌
D. 鳞癌
E. 细支气管肺泡细胞癌

15. 恶性程度较高的胃癌能够超越常规所属淋巴结转移方式，而直接累及远处淋巴结，其中最常见为（ ）。
A. 脾门淋巴结
B. 胃小弯淋巴结
C. 锁骨上淋巴结
D. 腹腔动脉周围淋巴结
E. 胃左动脉淋巴结

16. 下列关于结肠癌，叙述不正确的是（ ）。
A. 结肠癌可伴有贫血和发热
B. 根据肿瘤形态，可分为肿块型、浸润型、溃疡型
C. 结肠癌经血行转移多转移至肝
D. 左半结肠癌以全身中毒症状为主
E. 结肠癌淋巴转移首先转移到结肠旁淋巴结

17. 下列关于胃癌，叙述不正确的是（ ）。
A. 胃癌占我国消化道肿瘤的第 1 位
B. 胃癌发病年龄以 40~60 岁多见
C. 胃癌发生部位多在胃窦，其次是胃小弯
D. 贲门区的胃癌比胃大弯更常见
E. 胃大弯和前壁一般不发生胃癌

18. 下列不符合 Barrett 食管叙述的是（ ）。
A. 与食管反流有关

B. 内镜下食管下段可见色泽红润的斑块
C. 与鳞癌发生关系密切
D. 可发生腺上皮异型增生
E. 镜下腺上皮替代鳞状上皮

19. 纤维胃镜不适用于（ ）。
A. 原因不明的上消化道穿孔者
B. 原因不明的上消化道出血者
C. 胃十二指肠疾病经钡餐等检查发现病变者
D. 钡剂检查疑有胃溃疡、胃息肉、胃窦炎等，但不能确定其性质者
E. 胃手术后又出现症状者

20. 原发性肝癌的肝痛属于（ ）。
A. 间歇性隐痛
B. 胀痛或钝痛
C. 阵发绞痛
D. 剧痛
E. 早期常无肝痛

21. 下列不符合胃癌转移叙述的是（ ）。
A. 可转移至左锁骨上淋巴结
B. 血行转移引起克鲁肯贝格瘤
C. 可血行转移至肝脏
D. 可淋巴转移至肝门淋巴结
E. 可种植转移至大网膜

22. 下列关于乳腺癌，叙述错误的是（ ）。
A. 乳腺癌保乳术后应放疗
B. 原位癌患者可以不行腋窝淋巴结清扫
C. 雌孕激素受体阳性的患者内分泌治疗效果好
D. 锁骨上淋巴结转移属远处转移
E. Paget 病恶性程度较低

23. 乳腺癌的 X 线摄影常见的钙化形态是（ ）。
A. 散在分布的粗大钙化
B. 蛋壳样钙化
C. 火花样钙化
D. 成堆细砂粒样钙化
E. 多发小村杆状钙化

24. 下列关于新辅助化疗，叙述正确的是（ ）。
A. 一般疗程为一个周期
B. 局限性肿瘤术后行新辅助化疗
C. 局限性肿瘤术后行新辅助化放疗
D. 局限性肿瘤采用局部手术或放疗前使用新辅助化疗
E. 适用于各期患者

25. 卵巢癌三联征指的是（ ）。
A. 年龄大于 60 岁、卵巢功能障碍和胃肠症状
B. 年龄 40~60 岁、腹痛、月经紊乱
C. 年龄 40~60 岁、卵巢功能障碍和消化道症状
D. 年龄 >60 岁、腹痛、月经紊乱
E. 年龄 <40 岁、卵巢功能障碍和胃肠症状

26. 子宫内膜癌最常见的病理类型是（ ）。
A. 透明细胞腺癌
B. 浆液性腺癌
C. 子宫内膜样腺癌
D. 黏液性腺癌
E. 未分化癌

27. 绒癌和侵袭性葡萄胎的主要鉴别依据是（ ）。
A. 尿 hCG 阳性
B. X 线胸片有棉团状阴影
C. 不规则阴道流血
D. 病理检查无绒毛结构
E. 阴道有紫蓝色转移结节

28. 膀胱癌最常见的症状是（　）。
A. 排尿困难
B. 无痛性肉眼血尿
C. 尿频、尿急、尿痛
D. 尿潴留
E. 下腹包块

29. 肾细胞癌最常见的扩散途径为（　）。
A. 沿腹膜后静脉转移到肝
B. 沿肾静脉转移到肺
C. 沿淋巴道转移到主动脉旁淋巴结
D. 种植转移到盆腔
E. 沿精索静脉转移到生殖器官

30. 不属于缓慢进展性淋巴瘤的是（　）。
A. 小淋巴细胞淋巴瘤
B. 边缘带 B 细胞淋巴瘤
C. 前体淋巴母细胞淋巴瘤
D. 滤泡性淋巴瘤
E. 淋巴浆细胞淋巴瘤

31. 关于淋巴结的良性增生，下列叙述错误的是（　）。
A. 可由感染引起
B. 淋巴结结构保存
C. 淋巴结无痛性、进行性肿大
D. 不需治疗，可自愈
E. 表现为淋巴滤泡增生、副皮质区增生等形态

32. 治疗效果较好的 T 细胞淋巴瘤类型是（　）。
A. 侵袭性 NK 细胞白血病
B. 肝脾 T 细胞淋巴瘤
C. ALK 阳性的间变大细胞淋巴瘤
D. 成人 T 细胞白血病/淋巴瘤
E. 结外 NK/T 细胞淋巴瘤（鼻型）

33. 下列不属于骨肉瘤病变特点的是（　）。
A. X 线上可见 Codman 三角
B. 起源于干骺端，呈偏心性
C. 肿瘤质地柔软，无砂粒感
D. 是由前成骨细胞发生的
E. 可有肿瘤性新生骨

34. 下列关于恶性黑色素瘤脑转移的治疗，叙述错误的是（　）。
A. 激素治疗常通过减轻水肿而减轻症状，达到姑息治疗的目的
B. 如果病变为孤立有症状，可给予 X 刀或手术治疗，治疗后无明显神经损伤
C. 单个转移的患者手术后中位生存期为 10 个月，以前对免疫治疗反应的患者疗效更好
D. 多发脑转移者全脑放疗疗效较好
E. 外科治疗除解除症状外，还可延长脑部无瘤时间

35. 下列关于肾母细胞瘤，叙述错误的是（　）。
A. 多数在 5 岁以前发病
B. 成人不发病
C. 2/3 在 3 岁以内发病
D. 左右侧发病相近
E. 男女发病数相近

二、多选题（以下每道考题有 5 个备选答案，每题至少有 2 个正确答案）

1. WHO/IARC 有充分证据评价的第 1 类致癌因素包括（　）。
A. 吸烟和饮酒
B. 职业暴露/环境污染

C. 水果和蔬菜摄入不足
D. 阳光照射
E. 生殖因素、口服避孕药和雌激素替代疗法

2. 下列关于 IL-2，叙述正确的是（ ）。
A. 是一种含 133 个氨基酸的糖蛋白
B. 是活化的 T 细胞的细胞因子
C. 临床上用于黑色素瘤和肾癌的治疗
D. 生物学效应为剂量依赖性
E. 是第一个用于临床的重组基因细胞因子

3. 肿瘤基因治疗的作用方式是（ ）。
A. 增强端粒酶的表达
B. 矫正突变的癌基因
C. 增强抗癌免疫因子的表达
D. 增强抑癌基因的表达
E. 清除肿瘤细胞中的癌基因

4. 下列关于甲状腺癌，叙述正确的是（ ）。
A. 滤泡状癌血行转移较早
B. 乳头状癌预后较好
C. 乳头状癌发病率最高
D. 髓样癌血清降钙素升高
E. 未分化癌发展最快，预后差

5. 鼻咽癌发病的特点为（ ）。
A. 种族易感性
B. 与吸烟有关
C. 家族性
D. 区域性
E. 男性高发于女性

6. 肺癌的晚期表现为（ ）。
A. Cushing 综合征
B. 咯血
C. 声音嘶哑
D. 锁骨上淋巴结肿大
E. 咳嗽

7. 原发性肝癌的 CT 表现是（ ）。
A. 平扫肿块内可有高密度影
B. 平扫肿块内可有更低密度区
C. 强化类型为肝动脉供血型
D. 增强扫描为“快进慢出”型
E. 肝门可变形移位

8. 关于胰腺实性假乳头状肿瘤，下列叙述正确的是（ ）。
A. 肿瘤内易合并出血及坏死
B. 大多数病例可出现囊变
C. 属于良性肿瘤
D. 好发于中青年男性
E. MRI 或者 CT 是首选影像检查方法

9. 直肠和腹膜的关系为（ ）。
A. 直肠上 1/3 前面和两侧有腹膜覆盖
B. 直肠中 1/3 在前面有腹膜覆盖
C. 女性直肠中 1/3 前方和两侧有腹膜覆盖
D. 直肠下 1/3 全部位于腹膜外
E. 以上均错误

10. 下列关于大肠癌预后的叙述，正确的是（ ）。
A. 梗阻性大肠癌预后差
B. 大肠癌肝转移预后差
C. 年轻人大肠癌预后差
D. 结肠癌生存率优于直肠癌
E. 大肠癌为常见消化道癌预后最好者

11. 胃癌术前分期比较常用的影像学检查有（ ）。
A. 上消化道造影及胃镜
B. 腹盆腔 CT

C. 胸部正侧位 X 线或胸部 CT
D. PET-CT
E. 腹盆腔多部位超声

12. 确定乳腺癌的临床分期需要通过的临床检查是（　）。
A. 实验室检查
B. 影像学检查
C. 物理检查
D. 病理学检查
E. 手术记录

13. 下列不能产生雌激素的肿瘤有（　）。
A. 卵巢颗粒细胞瘤
B. 卵巢卵泡膜瘤
C. 子宫体腺癌
D. 子宫颈癌
E. 子宫平滑肌瘤

14. 葡萄胎和绒毛膜癌的共同点有（　）。
A. 浸润子宫壁肌层
B. 转移到阴道
C. 形成绒毛结构
D. 引起出血坏死
E. 滋养层细胞异型性显著

15. 下列不属于膀胱癌临床表现的是（　）。
A. 血尿严重（表明肿瘤恶性程度高）
B. 早期出现下腹部包块
C. 腹股沟淋巴结转移
D. 无痛性肉眼血尿
E. 晚期可出现尿频、尿急或尿潴留

16. 下列不属于恶性淋巴瘤细胞起源的是（　）。
A. 淋巴管内皮细胞
B. 组织细胞
C. B 细胞
D. 干细胞
E. 吞噬细胞

17. 下列关于恶性淋巴瘤的叙述正确的是（　）。
A. 起源于淋巴结内者称结内型
B. 起源于淋巴结外者称结外型
C. 病理上分为 HL 和 NHL 两大类
D. 结外型临床表现呈多样性
E. 结内型以颈部淋巴结最好发

18. 下列符合慢性粒细胞白血病急性变的是（　）。
A. 骨髓原始细胞 $>20\%$
B. 进行性贫血
C. 原因不明的发热和骨痛
D. 出现新的染色体异常
E. 脾脏突然增大

19. 成骨肉瘤的特征是（　）。
A. X 线上可见 Codman 三角
B. 女性发病率高
C. 由恶性成纤维细胞和成骨细胞组成
D. 能形成骨样组织
E. 中老年人多见

20. 下列对恶性黑色素瘤放疗适应证的叙述正确的是（　）。
A. 恶性黑色素瘤对放射治疗相对不敏感，非第一选择治疗手段
B. 头皮部病变可考虑放射治疗
C. 60 岁以上，病变厚度 >1mm 者不适合放疗
D. 可用于治疗病变位于面部且病变变厚或年龄小，因大手术可极大影响面容而拒绝手术的患者
E. 不能手术局部晚期、转移或复发的恶性黑色素瘤病变也可行放疗

三、案例分析题（每个案例至少有3个提问，每个提问有多个备选答案，其中正确答案有1个或几个）

(1~6题共用题干)

患者，男性，68岁。诊断为肺中分化鳞癌Ⅳ期（骨转移、肝转移）。患者近4天感右季肋区疼痛，影响睡眠，自服芬必得后疼痛缓解不明显。

1. 根据患者目前的情况，应换用镇痛药物（　）。

A. 曲马多

B. 达宁

C. 加巴喷丁

D. 可待因

E. 吗啡控释片

2. 为预防患者在换药第一周内出现恶心呕吐等不良反应，可同时选用的药物是（　）。

A. 地西泮

B. 甲氧氯普胺

C. 奥美拉唑

D. 多潘立酮

E. 麻仁丸

3. 若患者换药后出现呼吸次数减少、潮式呼吸、针尖样瞳孔、嗜睡等症状，考虑为药物过量导致的呼吸抑制，此时的呼吸频率一般少于（　）。

A. 14次/分

B. 12次/分

C. 10次/分

D. 8次/分

E. 6次/分

4. 阿片类药物过量所致的呼吸抑制常用的解救药物为（　）。

A. 氯丙嗪

B. 去甲肾上腺素

C. 纳洛酮

D. 尼可刹米

E. 美沙酮

5. 由于患者系老年男性，且有前列腺肥大病史，在使用阿片类药物时应注意避免发生尿潴留。以下有关尿潴留，叙述正确的是（　）。

A. 不可导尿

B. 发生率<5%

C. 必要时诱导自行排尿

D. 在使用阿片类药物时，应避免同时使用镇静剂

E. 避免膀胱过度充盈，给患者良好的排尿时间和空间

6. 患者在使用阿片类药物后疼痛缓解，但出现了便秘。针对便秘的处理正确的是（　）。

A. 鼓励患者适当活动

B. 常规使用开塞露或灌肠剂

C. 鼓励患者多摄取含纤维素的食物

D. 鼓励患者多饮水

E. 常规使用番泻叶、麻仁丸、便乃通缓泻剂或容积性泻药

(7~11题共用题干)

患者，女性，47岁。因咳嗽3个月，右锁骨上包块5天来院就诊。患者3个月前无诱因出现刺激性干咳，未在意。5天前因无意中发现右锁骨上核桃大小包块而就诊。胸腹CT检查发现右肺上叶占位4cm×3cm，右肺门及纵隔七区淋巴结肿大，最大短径约2cm，双肺多发小结节影。双侧肾上腺和肝

脏未见转移征象。脑磁共振、全身骨扫描等检查没有发现转移病灶。右锁骨上淋巴结活检病理提示腺癌。EGFR 基因突变检测提示野生型。有吸烟史，偶尔饮酒，无其他不良嗜好。

7. 患者化疗方案为（　）。
   A. 吉非替尼
   B. 长春瑞滨 + 顺铂 + 西妥昔单抗
   C. 培美曲塞 + 铂类 + 贝伐珠单抗
   D. 多西他赛 + 顺铂
   E. 紫杉醇 + 卡铂 + 贝伐珠单抗

8. 患者应用培美曲塞 + 顺铂化疗 4 个周期，疗效 PR。这时该患者可以选择（　）。
   A. 休息，定期观察
   B. 培美曲塞单药维持
   C. 休息 1 个月后再继续培美曲塞 + 顺铂化疗
   D. 换多西他赛 + 卡铂
   E. S1 单药维持

9. 该患者培美曲塞单药维持 8 个周期后出现显著腰痛，MRI 证实第 4 腰椎转移，肺内转移灶亦增大，病变进展，这时患者应选择的是（　）。
   A. 继续培美曲塞加唑来膦酸治疗
   B. 腰椎放疗 + 唑来膦酸治疗
   C. 吉西他滨 + 膦酸盐治疗
   D. 厄洛替尼
   E. 多西他赛 + 腰椎放疗 + 唑来膦酸治疗

10. 患者多西他赛单药化疗 4 个周期，疗效稳定。腰椎局部放疗 + 膦酸盐治疗后腰痛明显缓解。但患者拒绝继续治疗，开始口服中药。4 个月后肺内转移灶又增大，病变进展，患者 KPS 评分 60 分。该患者可采用的治疗方案是应用（　）。
   A. 克唑替尼
   B. 替莫唑胺
   C. 厄洛替尼
   D. 伊马替尼
   E. 吉非替尼

11. 患者口服吉非替尼药物治疗，250mg/d，2 个月后复查发现双肺多发转移灶略有缩小，评价 SD。之后每 2 个月复查，疗效一直保持 SD。1 年后由于头晕，复查脑 MRI，提示脑多发转移，胸 CT 提示肺内病变稳定。患者进一步的治疗策略为（　）。
   A. 停止使用吉非替尼，改用化疗
   B. 停止使用吉非替尼，进行放疗
   C. 停止使用吉非替尼，进行外科手术
   D. 继续使用吉非替尼，同时全脑放疗
   E. 继续使用吉非替尼，加用厄洛替尼

（12～15 题共用题干）

患者，男性，72 岁。CT 示胰头部低密度不均匀肿物，直径 2cm，边界不清。无腹痛腹泻，无消瘦发热，无黄疸。查体：无明显阳性体征。行 Whipple 手术，术后病理：（胰十二指肠）胰腺中分化导管腺癌，侵透胰腺被膜累及周围脂肪结缔组织，侵及神经。肿瘤邻近但未累及胆总管，未累及十二指肠乳头。胰腺切缘、胃切缘、胆总管切缘及十二指肠切缘都未见癌累及。网膜组织未见癌。淋巴结 0/9。免疫组化：MLH1（1+），MSH2（2+），MSH6（2+），PMS（1+），CK18（3+），ChromograninA（-），Synaptophysin（-）。

12. 患者术后分期为（　）。
   A. ⅠA 期
   B. ⅡA 期
   C. ⅡB 期
   D. Ⅲ期
   E. ⅠB 期

13. 患者在 Whipple 术后的治疗为（　）。
A. 随访观察，不做术后辅助治疗
B. 单独化疗
C. 单独放疗
D. 靶向治疗
E. 术后辅助性放化疗

14. 患者做术后放化疗辅助治疗时，放疗用 IMRT 照射 54Gy，化疗方案为（　）。
A. 卡培他滨口服
B. GEM
C. FU 持续静脉滴注
D. 紫杉醇
E. 顺铂

15. 胰腺癌患者化疗后随访时应密切动态观察的指标为（　）。
A. 血 ALT、AST
B. 血 ALP
C. 血 TBIL
D. CA 19–9
E. 血 PSA

（16~21 题共用题干）

患者，女性，53 岁。间断便血伴肛门下坠感 3 个月余。患者近 2 月来无明显诱因出现排便时间断带血，主要位于粪便表面，暗红色，伴有肛门下坠感及便不尽感。余无其他不适，遂来医院就诊。查体：见腹部平坦，听诊肠鸣音正常，叩诊、触诊均未及异常，肛诊示距肛缘 3cm 直肠右后壁可触及菜花样隆起型肿物，占据肠腔近半周，肿瘤上缘不可及，肿物质硬，活动度差，退出时指套染血。

16. 该患者最可能的初步诊断是（　）。
A. 直肠癌
B. 克罗恩病
C. 直肠巨大腺瘤
D. 直肠间质瘤
E. 溃疡性结肠炎

17. 确诊需行下列哪些检查（　）。
A. PET–CT
B. 盆腹腔 CT
C. 纤维结肠镜活检
D. 盆腹腔 B 超
E. 钡灌肠

18. 为制订后续治疗方案必须做的检查是（　）。
A. 腰椎 MRI
B. 颈部淋巴结超声
C. 腹部 CT
D. 盆腔 MRI
E. X 线胸片

19. 入院后，患者行结肠镜检查显示“肠道准备满意，进镜至末端回肠，退镜示末端回肠、回盲部、盲肠、升结肠、横结肠、降结肠乙状结肠、直肠上端均未及异常，直肠中下段可见菜花样肿物（距离肛缘 3~8cm），质脆，触之易出血；直肠肿物活检病理为腺癌”。盆腹 MRI 显示直肠中下段后壁肿瘤，肿物外侵显著，已突破肠壁肌层达直肠旁脂肪组织，并侵犯盆底提肛肌，肿瘤旁直肠系膜内可及肿大结节一枚，其余肠系膜下血管旁及盆腔髂内、髂外血管周围未见明确肿大淋巴结；腹部 CT 显示肝脏未及明确转移病灶；胸片显示双肺未见明确转移病变。根据上述检查结果，该患者的临床分期应为（　）。
A. $cT_3N_1M_0$
B. $cT_2N_2M_0$
C. $cT_3N_0M_0$
D. $cT_4N_0M_0$
E. $cT_4N_1M_0$

20. 根据上述的检查结果，最先选择的治疗手段为（　）。
A. 全身化疗
B. 肠造瘘术
C. 开腹直肠癌前切除术
D. 同步放化疗
E. 开腹直肠癌 Miles 术

21. 该患者最适合的综合治疗模式为（　）。
A. 化疗＋同步放化疗
B. 化疗＋手术＋放疗
C. 放疗＋手术治疗
D. 手术＋放疗
E. 同步放化疗＋手术

（22~24 题共用题干）

患者，女性，39 岁。上腹部不适 1 个月，既往有高血压病史。查体无阳性体征。胃镜检查发现胃体部前壁直径 1cm 的黏膜隆起病变，表面糜烂，胃底、胃体未见异常。患者胃镜活检病理示：胃高分化腺癌。

22. 患者应进行的辅助检查为（　）。
A. 盆腔增强 CT
B. PET-CT
C. 骨扫描
D. 胸部 X 线
E. 超声胃镜
F. 腹部增强 CT

23. 患者超声胃镜检查示，病变局限于胃黏膜层。其他检查未发现胃周围淋巴结转移，腹腔、盆腔、胸部均未发现转移。分期为：$T_{1a}N_0M_0$。患者的治疗措施是（　）。
A. 局部切除术
B. 改良根治术（D1＋7、8、9 组淋巴结清除）
C. ESD
D. D2 改良根治术
E. EMR

24. 患者行根治手术后的治疗方案为（　）。
A. 化疗＋放疗
B. 化疗
C. 放疗
D. 定期复查
E. 生物治疗

（25~29 题共用题干）

患者，男性，63 岁。发现双颈部肿物 2 年余。患者 2 年前发现双侧颈部肿块，约 1cm×2cm，质地软，无压痛，无红肿，未予重视。20 天前肿物变大，约 4cm×4cm，于当地口腔医院就诊，行肿物活检，病理提示：形态符合滤泡性淋巴瘤 3 级，伴有弥漫浸润；免疫组化：CD20（＋＋＋），CD21（＋＋），Bcl-2（＋＋），CD3（－），Ki-67＞40%。5 天前于医院就诊。查 CT 示：双侧咽后组、下颌下、颈深链、锁骨上多发肿大淋巴结，大者短径 1.7cm，符合淋巴瘤。目前患者有盗汗，无发热，无胸闷气喘，无水肿，近 2 个月体重无明显变化。双侧颈部、锁骨上可触及数个肿大淋巴结，最大者约 3cm×4cm，质韧，活动可，无压痛，无红肿。

25. 按照 Ann Arbor 分期标准，该患者分期为（　）。
A. ⅣB 期
B. ⅢC 期
C. ⅢB 期
D. ⅣA 期
E. ⅡB 期

26. 根据 FLIPI 标准，该患者属于（　）。
A. 0 分，低危
B. 2 分，低危
C. 1 分，低危
D. 4 分，高危
E. 2 分，中危

27. 患者最佳治疗方案是（　）。
A. 单纯放疗
B. 化疗联合受累野放疗
C. 观察，定期复查
D. 手术
E. 淋巴细胞输注

28. 该患者首选化疗方案是（　）。
A. R–CHOP
B. FMD
C. R–COP
D. ABVD
E. R–FC

29. 该患者化疗6个周期后达CR，2年后复查CT：左侧锁骨上区、双侧腋窝、纵隔、双下肺门、胃左、脾门、腹膜后区、双侧腹股沟多发淋巴结肿大，大者2.2cm×3.2cm，考虑淋巴受侵。血常规：WBC 4.35×10^9/L，Hb 127g/L，血生化：LDH 521U/L。改用DICE方案化疗6个周期后，疗效评价PR。下一步治疗方案首选（　）。
A. 利妥昔单抗维持治疗
B. 放疗
C. 观察
D. 自体造血干细胞移植
E. 干扰素治疗

（30~33题共用题干）

患者，女性，64岁。发现左乳肿块1周。查体：左乳肿块约5cm×3cm大小，质硬，皮肤无橘皮征及红肿，腋窝淋巴结未及显著肿大。既往无高血压、糖尿病等慢性病，一般情况良好。

30. 该患者如需确诊，首先应考虑的检查是（　）。
A. 肿块粗针穿刺活检或手术活检
B. 乳腺MRI
C. 乳腺钼靶拍片
D. 乳腺及腋窝彩超
E. 全身PET检查

31. 如果该患者组织活检的病理结果为浸润性导管癌，ER（+），PR（+），HER–2（–），Ki 67指数40%，其他影像学检查未发现远处转移迹象，患者要求积极治疗，能够选择的手术方式有（　）。
A. 乳腺癌保乳术+前哨淋巴结活检术
B. 乳腺癌扩大根治术
C. 左乳房切除术+腋窝淋巴结清扫术
D. 乳腺癌根治术
E. 左乳房切除术+前哨淋巴结活检术

32. 下列关于乳腺癌术后放疗指征叙述正确的是（　）。
A. $T_{3\sim4}$
B. 切缘阳性
C. 腋窝淋巴结阳性不少于4个
D. 保乳手术患者
E. 淋巴结1~3枚阳性
F. 肿块直径≤5cm，且淋巴结和切缘均为阴性，但切缘距离肿瘤<1mm

33. 该患者最终选择左乳房切除术+前哨淋巴结活检术，术后病检结果与组织活检一致，腋窝淋巴结为2/16阳性，患者仍要求继续积极治疗，关于后续治疗叙述错误的是（　）。
A. 术后观察，不需要辅助治疗
B. 术后补充放疗
C. 辅助化疗，化疗方案以蒽环类药物和紫杉类联合最佳
D. 加用曲妥珠单抗靶向治疗
E. 术后辅助内分泌治疗，优先考虑芳香化酶抑制剂

（34~37 题共用题干）

患者，男性，50 岁。无痛性血尿 3 个月。患者近 3 个月出现间断肉眼血尿，不伴尿痛、尿急和尿频。膀胱镜检查发现膀胱右侧壁乳头状结节，直径 2.8cm。行经尿道膀胱肿瘤切除术。病理：非浸润性尿路上皮癌，G_2。切缘净。既往体健，高血压史 5 年，口服缬沙坦治疗控制良好。

34. 对于非肌层浸润性膀胱癌，下列叙述错误的是（　）。
   A. 估计该患者切除术后 12 个月内的复发率高达 40% 左右
   B. 该患者属中危非肌层浸润性膀胱癌
   C. 组织学上均为 G_1 和 G_2
   D. 术后推荐膀胱内灌注治疗
   E. 不推荐全身辅助化疗

35. 患者术后接受了膀胱内灌注治疗。非肌层浸润性膀胱癌的灌注治疗常用的药物是（　）。
   A. 顺铂
   B. IFNα
   C. 丝裂霉素
   D. 卡介苗
   E. 表柔比星
   F. 羟喜树碱

36. 患者膀胱内灌注结束 3 年后再次出现血尿，膀胱镜检查发现：膀胱前壁菜花样肿物，直径 4.3cm，表面破溃。CT 检查提示：膀胱肿物浸透全层至浆膜外。盆腔未见肿大淋巴结。考虑膀胱肿瘤复发。该患者最佳的治疗方案是（　）。
   A. 新辅助化疗 + 膀胱全切除术
   B. 膀胱部分切除
   C. 经尿道膀胱肿瘤切除
   D. 全膀胱切除术
   E. 放疗 + 膀胱部分切除

37. 患者接受了新辅助化疗 3 个周期，复查提示膀胱肿瘤明显缩小。关于膀胱癌的新辅助化疗，下列叙述正确的是（　）。
   A. 新辅助化疗的主要目的是为了增加保留膀胱的机会
   B. 新辅助化疗显著提高 pT_0 患者的比例
   C. M-VAC 是目前最常用的新辅助化疗方案
   D. 主要的获益人群为 T_3、T_4 患者
   E. 新辅助化疗降低局部复发率，但不提高生存率
   F. 膀胱癌的新辅助化疗以含铂类方案为主

（38~42 题共用题干）

患者，男性，60 岁。因皮肤瘙痒 2 年余，相继发现锁骨上、颈部、腹股沟淋巴结肿大并逐渐增大 6 月余就诊。发病以来无发热、盗汗及体重减轻。增强 CT 显示双颈部锁骨上多个淋巴结肿大，直径 1.0~2.0cm，纵隔多个淋巴结肿大，相互融合，直径约 10cm。腹腔腹膜后、髂血管旁、腹股沟多发淋巴结肿大，直径 1.0~2.0cm，脾脏侵犯。右颈淋巴结病理活检报告：霍奇金淋巴瘤，结节硬化型。

38. 患者临床分期为（　）。
   A. ⅣA 期
   B. ⅣB 期
   C. ⅣC 期
   D. ⅢB 期
   E. ⅢA 期

39. 有关治疗，下列叙述正确的是（　）。
   A. 以联合化疗为主
   B. 采纳 MOPP/ABV 方案
   C. 化疗后残存病变放疗可改善无病生存
   D. 联合化疗方案可选择 ABVD 方案
   E. 联合化疗方案可选择 BEACOPP 方案

40. 患者生化检查结果：AST、ALT、GGT、BUN、肌酐正常，血清清蛋白45g/L，血常规 Hb 130g/L，WBC 11.5 ×10^9/L，淋巴细胞计数1.2×10^9/L；PLT 145×10^9/L。该患者的国际预后评分（IPS）为（　）。
A. 2分
B. 3分
C. 4分
D. 5分
E. 6分

41. 晚期霍奇金淋巴瘤患者的国际预后评分（IPS）项目为（　）。
A. 性别、年龄
B. 白细胞计数、淋巴细胞计数
C. 临床分期
D. 血清清蛋白含量
E. 血红蛋白含量

42. 研究显示：晚期霍奇金淋巴瘤患者的国际预后评分（IPS）每增加1项（1分），其5年无进展生存率大约下降（　）。
A. 2%
B. 15%
C. 8%
D. 25%
E. 20%

（43~45题共用题干）

患者，女性，34岁。以右股部肿物1年余，增大伴隐痛1个月就诊。患者1年前无意中发现右股肿物，约鸡蛋大小，不伴疼痛等不适，未注意。肿物逐渐增大，近1个月来增速显著，目前已增至拳头大小，并且伴有隐痛不适。检查B超发现右股内侧肌肉深层肿物，磁共振提示右股内侧肌间肿物，大小约10cm×8cm×8cm，增强显著。进一步行穿刺活检提示：黏液性脂肪肉瘤，可见圆细胞成分，病理分级 G_2。为进一步治疗收入院。既往高血压病史多年，口服拜新同、替米沙坦控制良好，其余无特殊。查体：右股内侧可及巨大包块，大小约10cm×10cm×8cm，边界清楚，活动度尚可，无显著压痛。表面皮肤温度正常，未见显著静脉怒张。双下肢感觉、活动基本正常，足背动脉搏动有力。辅助检查：下肢磁共振：右股内侧肌群内可见混杂信号软组织占位，边界尚清，大小约10cm×8cm×8cm，其内可见短T1、长T2脂肪信号，抑脂后信号减低，增强扫描呈显著强化。

43. 下列不属于为明确分期必须做的检查是（　）。
A. 头颅 MRI
B. 腹部 CT
C. 盆腔 CT
D. 肺 CT
E. 脊髓 MRI

44. 如果分期检查没有发现其他部位转移，该患者当时的临床分期为（　）。
A. ⅠB期
B. ⅡA期
C. ⅡB期
D. ⅢA期
E. ⅢB期

45. 该患者治疗措施可采用（　）。
A. 单纯手术治疗
B. 手术+靶向治疗
C. 新辅助化疗+手术
D. 术前放疗+手术
E. 手术+术后放化疗

参考答案

一、单选题

1. A	2. E	3. E	4. B	5. D	6. B	7. E	8. A	9. A	10. B
11. C	12. B	13. A	14. A	15. C	16. D	17. E	18. C	19. A	20. B
21. B	22. C	23. B	24. D	25. C	26. C	27. D	28. B	29. B	30. C
31. C	32. C	33. C	34. D	35. B					

二、多选题

1. ABCE	2. ABCD	3. BCD	4. ABCDE	5. ACDE
6. BCDE	7. ABCE	8. ABE	9. ABD	10. ABCDE
11. BCE	12. BCDE	13. CDE	14. ABDE	15. ABC
16. AE	17. ABCDE	18. ABCDE	19. ACD	20. ABDE

三、案例分析题

1. E	2. B	3. D	4. C	5. BCDE
6. ACDE	7. BCDE	8. B	9. E	10. CE
11. D	12. B	13. E	14. A	15. D
16. A	17. C	18. CDE	19. E	20. D
21. E	22. ADEF	23. CE	24. D	25. E
26. C	27. B	28. A	29. D	30. A
31. ACE	32. ABCDEF	33. ACD	34. C	35. CDEF
36. A	37. BDF	38. E	39. ACDE	40. A
41. ACDEG	42. C	43. A	44. C	45. E